精神科医はそのときどう考えるか

ケースからひもとく診療のプロセス

兼本浩祐
愛知医科大学精神科学講座 教授
愛知医科大学病院こころのケアセンター 部長

医学書院

【著者略歴】

兼本浩祐（かねもと・こうすけ）

愛知医科大学精神科学講座 教授/愛知医科大学病院こころのケアセンター 部長
1983年京都大学医学部医学科卒業．ベルリン自由大学神経科，国立療養所宇多野病院精神経科などを経て，2001年より愛知医科大学精神科学講座教授．2012年からは愛知医科大学病院こころのケアセンター部長を兼務．日本てんかん学会理事，日本精神病理学会理事．2013〜2017年国際てんかん連盟精神科部門委員長．著書に「てんかん学ハンドブック 第3版」（医学書院），《神経心理学コレクション》「心はどこまで脳なのだろうか」（同），《こころの科学叢書》「てんかんと意識の臨床」（日本評論社），「脳を通って私が生まれるとき」（同）など多数．

精神科医はそのときどう考えるか
――ケースからひもとく診療のプロセス

発　行	2018年6月15日　第1版第1刷©
	2018年9月1日　第1版第2刷
著　者	兼本浩祐
発行者	株式会社　医学書院
	代表取締役　金原　俊
	〒113-8719　東京都文京区本郷1-28-23
	電話　03-3817-5600（社内案内）
印刷・製本	三報社印刷

本書の複製権・翻訳権・上映権・譲渡権・貸与権・公衆送信権（送信可能化権を含む）は株式会社医学書院が保有します．

ISBN978-4-260-03612-2

本書を無断で複製する行為（複写，スキャン，デジタルデータ化など）は，「私的使用のための複製」など著作権法上の限られた例外を除き禁じられています．大学，病院，診療所，企業などにおいて，業務上使用する目的（診療，研究活動を含む）で上記の行為を行うことは，その使用範囲が内部的であっても，私的使用には該当せず，違法です．また私的使用に該当する場合であっても，代行業者等の第三者に依頼して上記の行為を行うことは違法となります．

JCOPY〈出版者著作権管理機構　委託出版物〉
本書の無断複製は著作権法上での例外を除き禁じられています．複製される場合は，そのつど事前に，出版者著作権管理機構（電話 03-3513-6969，FAX 03-3513-6979，info@jcopy.or.jp）の許諾を得てください．

はじめに

　総合病院で働いていて他科のお医者さんから言われることを聞いていると，精神科医の業務は誤解されているのではないかと思うことが時々あります。「他科と比べて楽である」「誰でも訓練なくできる」「悩みを延々と聞いていると具合が悪くならないか」「精神科医は冷たい」など，直接言われることもあれば，間接的に人伝えにそんな疑問が伝わってくることもあります。実際には精神科医は体を診る普通のお医者さんと同じ業務を行うところもあれば，少し違うところもあって，精神科医自身が修養の過程で自分は本当にプロフェッショナルとして世に立っていると言っていいのだろうかと少なからず自問自答する時期があるのですが，それでもやはり他科と同じように先輩から薫陶を受け，一定の訓練を経なければ一人前になれないプロフェッショナルな職業の1つだと，私は今では思っています。本書は，精神科医はどのようなことをする職業なのかを，そのリアル・ワールドに近い形で，医学生の皆さんや研修医の方々，身体科の先生，それから精神科をこれから利用しようかと考えていらっしゃる精神科ユーザーの方に紹介したいという動機から書きました。基本的には標準的な精神科医がどんな場面でどのように感じて仕事をしているかを思い浮かべていただけるようにと考えて書いてみたのですが，精神科医の仕事は現場によって大きく変わるところもあり，リアル・ワールドであるがゆえに，どうしても自身の臨床現場（私であれば総合病院の有床精神科）から生まれた「私の」リアル・ワールドになってしまった感は否めません。確かに，オープンダイアローグの実践などを考えるともう少ししたら随分と違った臨床の形が出てくるようにも思いますし，時代やところを鋭敏に反映して大きく姿を変えるという点も精神科の特性であるようにも思うので，「標準的精神科医は…」という表現を何度か本書では用いていますが，総合病院で働いているというバイアスがかかっていて，かなり純精神科医というよりは精神神経科医的なものの見方になっている側面があると読み返してみると感じます。しかし，それでも，今の時点では，決して進歩的ではないとは

iii

いえ，際立って時代錯誤的でもない精神科医の一般的な実臨床をある程度は反映した本になったのではないかと考えています。

　それから，ここで紹介している事例は実際の体験をモデルにはしましたが，そのままそうした事例があったわけではなく，断りのない限りいくつかの典型的な事例のエッセンスを抜き出した紹介のためのフィクションに近いと考えていただくと良いかと思います。また本書はほぼ全体を書き下ろしたものですが，『精神病理と脳―心因・内因・外因：Schneider の太線を我々はかくもナイーブに飛び越えて良いのか』（臨床精神病理 34：207-214, 2013）『一般精神科医はどのような事例にどの認知行動療法を適用すればよいか―他の様々な精神療法との比較も踏まえて』（精神科治療学 32：853-862, 2017）の 2 つの論文の一部を本書の中に取り込んであります。

　本書は愛知医科大学病院精神神経科で毎週行っている医局でのケース検討会，月 1 回行っている臨床心理士の先生達とのケース検討会，同じく月 1 回行っているてんかんのケース検討会をその主な発想源としています。精神科医にとってのケース検討会は，診断や治療に関して様々の知恵を寄せ合うという通常のケース検討会の役割だけでなく，1 人では背負い難いケースの責任を全員で背負うこと（たとえば摂食障害の面会制限や難しいケースでの強制的治療の可否など）やケースが精神科ユーザーと主治医の私的な関係にならないように公の検討をそれに加えるといった特殊な機能を併せ持っていると考えています。本書は愛知医科大学でのケース検討を抜きにしては存在しえなかったことは間違いなく，ケース検討会でともに議論していただいた諸先生に深く感謝致します。

　またちょうど 21 世紀の変わり目から現在まで，6,725 人の方を愛知医科大学で初診させていただきましたが，シュライバーについていただいていた若い先生達と外来の看護師さん，ベテランの受付の方の手助けがなければ筆者の診療は全くできなかったことは間違いなく，それらすべての人とともに，この間を過ごした精神科ユーザーの方々に本書を通じて深く感謝したいと考えています。

2018 年 4 月

長久手にて　兼本浩祐

第1章 心と脳の境界線を引く　1

1つの初診例からまず考えてみる ——————— 1
脳との距離感から心の問題を3つの階層に分ける ——— 9
鑑別診断と類型診断 ————————————— 19
心因性の疾患は「診断」が可能か ———————— 32

第2章 「主訴」を探る，「主訴」を決める　37

治療者とユーザーの「主訴」がずれる場合 ————— 37
本当の主訴がまずは否認される場合 ——————— 41
精神科という奇妙なお店 ———————————— 45
共同作業の中で「主訴」を形にする ——————— 47

第3章 枠組みをつくる，距離をとる　57

どのくらい来てもらい，どのくらい話してもらうか —— 57
どんな時にそれ以上の通院を断るか ——————— 61
受け入れに精神科特有の覚悟が必要となる場合—身体合併症 — 63
受け入れに精神科特有の覚悟が必要となる場合—暴力 — 69

第4章 人権を制限する　74

精神科医にとって心理的負担になる強制治療と
そうでない強制治療 —————————————— 74
精神科医が強制治療に前のめりになる事例 ———— 83
電気けいれん療法 ——————————————— 88
精神科医が強制治療に二の足を踏む事例 ———— 91

第5章　心を覆う・覆いをとる，浅く診察する・深く診察する　99

　　心を覆う手だすけをする ─────────────────── 99
　　覆いがとれることが避けられなかった事例 ──────── 103
　　事例化のタイミングと臨床心理士さんとの連携 ────── 106
　　寄り添うということと路傍の石のような精神科医の立ち位置 ── 109

第6章　精神科医の寝技と立ち技　115

　　寝技と立ち技 ──────────────────────── 115
　　一歩進んだ立ち技 ───────────────────── 121
　　寝技のルール ──────────────────────── 135
　　心理カウンセリングと認知行動療法 ──────────── 140

付録　小精神薬理学　151

　　1　神経細胞の成り立ちとシナプス ─────────── 151
　　2　神経細胞の電気的興奮の仕組み ─────────── 151
　　3　イオンチャンネルと抗てんかん薬 ────────── 154
　　4　神経伝達物質 ────────────────────── 155
　　5　ドーパミン神経系と抗幻覚妄想薬 ────────── 157
　　　5-1　定型薬 ──────────────────────── 158
　　　5-2　部分アゴニスト ─────────────────── 159
　　　5-3　非定型抗精神病薬 ───────────────── 160
　　6　抗うつ薬 ──────────────────────── 160
　　　6-1　選択的セロトニン再取り込み阻害薬（SSRI）─── 160
　　　6-2　選択的セロトニン・ノルアドレナリン再取り込み阻害薬（SNRI）── 162
　　　6-3　ノルアドレナリン作動性・特異的セロトニン作動性抗うつ薬
　　　　　　（NaSSA）───────────────────── 163
　　　6-4　三環系抗うつ薬（TCA）────────────── 163
　　7　抗不安薬 ──────────────────────── 163

  7-1　ベンゾジアゼピン系薬剤 ──────────── 164
  7-2　SSRI ────────────────────── 164

索引　165

COLUMN

1	摂食障害 ───────────────── 4
2	意識障害を記載する精神科用語 ──────── 6
3	解離性障害 ───────────────── 12
4	4大認知症 ───────────────── 22
5	一級症状 ────────────────── 26
6	内因性精神疾患と遺伝子 ──────────── 28
7	妄想知覚 ────────────────── 42
8	評価尺度 ────────────────── 50
9	双極Ⅱ型障害 ──────────────── 72
10	精神保健福祉法 ─────────────── 76
11	DSM ────────────────── 92
12	自閉症スペクトラム障害 ──────────── 94
13	エビデンス ──────────────── 118
14	操作的診断 ───────────────── 126
15	認知行動療法 ──────────────── 144

第1章

心と脳の境界線を引く

1つの初診例からまず考えてみる

● 事例1

　瀬里奈さんは25歳の女性です．ご飯を十分に食べられず，体重が減りすぎてあちこちの病院で入退院を繰り返していますが，いくら調べても内科の病気は見つかっていません．身長は150 cmで体重が27 kgです．標準体重はほぼ50 kgですからその55％しか体重がないことになります[1]．お母さんは「この子の気持ちを良く聞いてやってください．以前の精神科の先生はお話を聞いてくれなかったので行くのをやめました」とカウンセリングによる治療を強く要求されています．

標準的な精神科医はこの場合，どう対応するでしょうか？　この体重で

---

1) 標準体重の60％を下回ると，そのままでは致死率が急峻に増加するため，摂食障害に対して強制的な治療を行う強い適応になる．BMI "Body-Mass-Index"：体重（kg）÷［身長（m）×身長（m）］の標準値は18.5〜24.9になるが，理想値は女性では22前後であり，この理想のBMIから標準体重を計算し，以下のようにして標準体重が算出される
　［身長（cm）×身長（cm）］×22÷10000
　（ただし男性や身長の高い女性では
　［身長（cm）−100］×9 という簡易法もある）

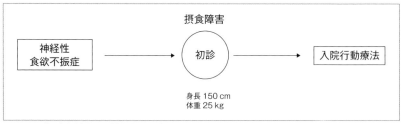

図 1-1 初診を挟んだ精神科医の多肢選択

あれば半数の人で意識障害が出現し，致死率も大きく跳ね上がります．死が身体的に切迫しているということを念頭に置いておくことは確かにこの後どうするかを判断するうえで必須の事項ですが，それ以外にも精神科医が重要視することがあります．それはここまで体重が減っていると脳が萎縮し機能しなくなっている可能性が高いのではないかという点です．つまり脳がある程度以上機能を低下させている場合，当事者能力に問題がある可能性を念頭に置かねばならないと精神科医は判断するからです．たとえ死が切迫していても当事者能力があれば，当事者の納得を得ることが例外的な場合を除いては当然必要でしょう．覚悟の死というものがあるかどうかは議論が分かれるところですが，毒人参を飲もうとしているソクラテスを拘束してその死を阻止するために麻酔を打って鎮静するのは誰しも躊躇うところでしょう．しかし脳の機能低下によって当事者能力が失われている可能性が高いと考えられる場合，懸命に説得をしてそれでも瀬里奈さんの納得が得られなければ強制的な治療を行うというのが，多くの精神科医の共通認識だと考えることにそれほど無理はないように思われます．大枠での標準的精神科医の臨床判断は，図 1-1 のように①原因となる内科疾患を持たない神経性食欲不振症（⇒コラム 1 摂食障害，4 頁参照）である，②体重からいって治療的介入なしには死が切迫している，③当事者能力は減損されている，④強制的な入院と行動療法が必要である，といった流れになるものと思われます．

　それではここで判断の 1 つの要となる当事者能力とは精神科医にとってどのような事柄なのかをもう少し突っ込んで考えてみたいと思います．極端な事例を 2 つ挙げましょう．

●事例2

　十代の青年，ヘンリー・ワクテルは母親を殺害した容疑で2012年に逮捕されました[2,3]．当初報道機関は「無軌道な若者の暴走また再び」といった論調での記事が目立ちました．しかし事件の一部始終の録音が母親の緊急通報によって救急車の配車センターに残っており，ヘンリーがてんかんの大発作を起こしていたこと，その様子をみた母親がヘンリーに駆け寄って発作直後の昏睡状態の時に抱きしめながら救急通報したこと，救急通報を受けた電話交換手がすぐにそばを離れるように指示したが，母親は彼を抱きしめ続け，そのあと母親の助けを求める悲鳴が聞こえたこと，そしてしばらくの静寂の後に，驚いた息子が最初は戸惑い，おもむろに「ママ，ママ」と呼びかける様子とすすり泣きがそれに続き，経過全体から発作後もうろう状態で母親を殴り殺してしまったことが強く示唆され，ヘンリーはその後無罪となりました．

●事例3

　22歳の香さんは，お母さんと些細なことで口論して激高し，「私が死ねばいいんでしょ」と怒って2階の窓から飛び降り，左踵骨を骨折しました．そのままでは重度の機能障害が残るので手術をすることになりましたが，病棟でタバコが吸えないことに怒り出し，どうしても帰ると言って聞きません．整形外科の主治医の先生は困って精神科医に連絡をし，注射をして手術当日まで鎮静して欲しいと頼んで来られました．ご家族は娘がそう言うのであれば退院させてくださいというご意見でした．ちなみに頭部は全く打撲しておらず，打撲直後の意識障害もありません．

---

2) コラム1（⇒4頁）
3) Behind the Henry Wachtel Murder
   Newsweek & The Daily Beast's Mike Daly on the tragic case and jailed teenager
   2012年4月26日午後9時．著者は当時この事件についてDaily Beastの記者からメール取材を受け，発作後もうろう状態の可能性が高い旨，回答した

COLUMN 1　摂食障害

　摂食障害は，現在，神経性食欲不振症（anorexia nervosa），神経性大食症（bulimia nervosa），むちゃ食い症（binge eating disorder）に大別されている．栄養摂取の制限による体重減少，体重が減少しているにも関わらず肥ることへの強い恐怖感がある，体重減少によってもたらされた深刻な身体状況を否認しているという3つの基準を満たすのが典型的な神経性食欲不振症であり，食べ吐きをしないタイプの人が制限型（restrictive type）に，食べ吐きをするタイプの人がむちゃ食い・排泄型（binge/purging type）に分けられている．食べ吐きをしているタイプの人のほうが社会的なサポートを受け入れやすいという研究もある．神経性大食症は，神経性食欲不振症の診断を満たさない状態で，むちゃ食いと排泄が行われる場合を指す．むちゃ食いとは短時間の間（2時間以内）に多量の食物の摂取を少なくとも1週間に1度は行う場合をいう．むちゃ食い症は，当初は夜間むちゃ食い症として報告されていたが，現在ではむちゃ食いの後に排泄行動を伴わない場合を指す．

[参考文献]
　Kelly AC, Carter JC：Eating disorder subtypes differ in their rates of psychosocial improvement over treatment. J Eat Disord 2：2, 2014

　事例2は実話で，殺人という非常に重大な結果となってしまいましたが，てんかん発作後もうろう状態で起こった悲劇だと考えられます．発作後もうろう状態（⇒コラム2　意識障害を記載する精神科用語，6頁参照）では，人間の認知機能は一過性に，野生の動物に近いレベルまで低下してしまうことがあります．ですから人としての当事者能力はその間全く失われているとみなされる古典的な事例と考えることができます．それに対して，事例3では香さんの本来の人格の傾向性に近いところで「タバコが吸えないから退院する」という判断も行われている可能性が示唆されています．病歴

からは脳の機能障害は否定的です．つまりこうした場合，標準的精神科医は香さんには当事者能力があり，自分の行動を自分で決める香さんの裁量権を医療が肩代わりはできないと考える傾向があります．そうなると本人の意図に反した治療を行うことはできませんから，鎮静薬の投薬も本人が同意しない限りは行うことはできません．左足が悪くなって最悪一生上手く歩けなくなる可能性を説明したうえでそれでも帰ると主張されるのであればお帰りいただくということも視野に入れる必要が出てきます．

しかし，ここでは当然反論があるでしょう．22歳の香さんの将来を考えれば，本人の捨て台詞のような発言を真に受けてそのままにせず，鎮静薬を打って少し眠ったらもっと冷静に話し合いができるのではないかという反論です．この考えも十分説得力のあるものですが，しかし他方で医療者側のほうが相手側よりも相手の本当の利益になることを良く知っているから，相手が同意しなくてもやるべきことをやってあげたほうがいいという考えであるととらえることもできます．こういった考えをパターナリズム（お父さんのような振る舞い）と呼びます．一定の年齢以下の子供に対する小児科での治療はほとんどパターナリズムに基づいて行われると言っていいと思いますし，香さんの場合，常識的に考えるとパターナリズム的考えのほうがいかにも正しく思えます．第一たとえば小学校の1年生か2年生が相手だったら間違いなく誰しもがこうしたパターナリズム的な対応を取らざるをえなくなるでしょう．

しかし言葉を換えれば，こうした行為は，相手の自由意思を制限しているということになります．厳密にいうならば現在日本で他人の自由意思を制限するためには，裁判を経て罪を立証し刑務所に入れるか，親が幼児の自由を制限する親権を行使するか（あるいは途中で当事者能力が失われた場合には後見人制度を活用するか），あるいは精神保健福祉法（⇒コラム10 精神保健福祉法．76頁参照）による強制治療の3つの場合に限られており[4,5]，「こちらのほうが相手のためになるだろうから」という理由で，相手の自由意思を制限できるのは，親が子供に対して行使する親権（あるいは後見人が被後見人に対して行う代理行為）と強制治療に限られています．いずれ

---

4) コラム10参照（⇒76頁）
5) 感染症法による強制治療も含めると4つになる

COLUMN 2　意識障害を記載する精神科用語

　意識障害を記載する精神科用語は，もうろう状態，せん妄，昏睡，昏迷，無動無言，覚醒昏睡，植物状態などが代表的である．

①昏睡（coma：英；Koma：独）：「覚ますことができない睡眠状態」とも表現され，覚醒→傾眠→昏睡の順で深まる覚醒系の障害の最も重篤な形である．背景疾患を問わず用いられ，神経内科，脳神経外科を含め，通常の医学用語として身体科でも一般的に用いられる．昏睡状態では，通常は睡眠時と同じように閉眼しているが，開眼している状態でありながら昏睡に近似の外界に対する反応性が消失した状態を，覚醒昏睡（coma vigil）あるいは植物状態（vegetative state）と呼び，その際には睡眠・覚醒のリズムは認められることがある．いずれも覚醒を司る上行性網様体賦活系の障害が関与している．閉じ込め症候群（locked-in syndrome）は反応性が消失しているという点で覚醒昏睡に一見似ているが，実際には意識障害を伴わず，脳幹（橋腹側）の損傷によって眼球運動以外の全ての随意運動が消失してしまう状態をいう．アレクサンドル・デュマの有名なモンテ・クリスト伯はこの症状を呈している．

②昏迷（stupor：英；Stupor：独）：発動性の低下（自発的な行動の消失）を特徴とする．基本的には外界からの刺激の受容はしているため記憶は島状に残るが，極期においては極度の自発性の低下のため，外界からの刺激が完全に遮断され健忘が残る．統合失調症，うつ病，双極性気分障害，非けいれん性てんかん発作重積状態（non-convulsive status epilepticus）で観察される．追視が可能で，強い刺激を与えると時に反応を惹起できる無動無言（akinetic mutism）は，昏迷が遷延した状態と考えることもできる．

③せん妄（delirium：英）：従来は小児の発熱時，高齢者における夜間や手術後など消耗状態において予備能の少ない脳が一過性に破綻をきたし，夢の一部が白昼に出現するような生々しい幻覚に襲われ逸脱行動

を行い，終了後には健忘を残す状態を指す用語であった．しかしDSM-Ⅲで産出症状を伴わず，上記の昏迷に近い事例にも用いられるようになり，他の用語との間に混乱が生じている．
④もうろう状態（twilight state：英；Dämmerzustand 独；état crépusculaire 仏）：通常は見当識障害のために自分が今どこにいて何をしているのか，周囲にいるのが誰なのかなどが分からなくなり，さらに意識障害が深い場合にはドアノブを回して扉を開けられない，トイレでないところで排尿するといった行動も出現する場合がある．幻覚は伴わないことが多く，せん妄よりもまとまった行動を取れることが多い．現在ではてんかん発作後の場合にほぼ限定して用いられているが，解離性障害における意識障害にも基本的には使用可能であり，フランス語圏では，ヒステリー性もうろう状態（état crépusculaire hystériques）という術語が存在する．

の場合も相手の自由意思を制限ができるのは，相手が当事者能力を失っている場合に限られます．では先ほどから繰り返し話題にしている当事者能力とは実際にはどのようなことをいうのでしょうか．このことは精神科医が目の前の人達にどのように介入するかどうかを決めるための基本的な原則となりますから，章を改めて後から詳しく取り上げることにします（⇒4章，74頁参照）．

さて，瀬里奈さんの初診の時の精神科医の作業にもう一度立ち返ってみたいと思います．図1-1は最終的に1つのオリエンテーションがついて「さあ，介入を始めよう」という状態を図式化したのですが，実際にはそれに先行して精神科医はもう少し広範な多肢選択を思い浮かべるように訓練されています．図1-2にこれを整理してみました．初診を中心にして左側の診断に関する多肢選択と右側の治療的介入の多肢選択が，たぶん標準的な精神科医の脳裏には浮かぶことになります．左側の診断に関しては，たとえばこれが内分泌疾患などの体の病気がもとで起こったことではないことは最初に確認する必要があります．内科の先生が随分詳しく何年もかけて検査をしてそれが否定されている状態での来院なのでその心配はなさそ

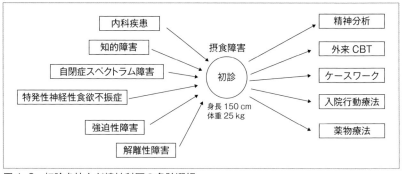

図 1-2 初診を挟んだ精神科医の多肢選択

うですが，それでも見逃しはあるので，頭の片隅には置いておかなければなりません．それから摂食障害の方の一部では軽い知的障害や自閉症スペクトラム障害と呼ばれる傾向性が大きい方もいらっしゃいます．今の治療的介入の仕方は同じでも，そこから脱した後にはこうした背景は大きな治療選択の違いにつながる可能性もあります．図 1-2 の右側の治療選択の中でいうのであれば，瀬里奈さんのお母さんがイメージされていたのは精神分析的精神療法（⇒6 章，143 頁参照）におそらく一番近いように思うのですが，物理的に脳が萎縮して脳というこころの入れ物が機能を十分にしていない場合，精神科医は脳への（ひいては脳を支える身体への）手当てが優先されると最終的には考え，図 1-2 の多肢選択から図 1-1 が選択されるわけです．つまりはどのような症例においても，標準的な精神科医が次の一手を考えるに際して脳との距離感は大きな決め手となるポテンシャルがあるということになります．

　脳の機能不全が解消され，瀬里奈さんが当事者能力を取り戻したらこの疾患の治療は終結するかというとそうではないことはもちろんです．むしろ本当の精神科的関わりはそこから始まることになります．そこからは，たとえばお母さんとの愛の問題や瀬里奈さんの出立の問題を一緒に考えていくことになるかもしれません．愛の問題とは，生まれてからこのかたのお母さんやお父さん兄弟姉妹との確執や関係，そしてそれと密接に関連するその後の学校の先生や級友，さらには今今の同僚や友達，恋人，妻や夫，子供などとの関係のことですが，一般的な精神科医のイメージは，こうし

た愛の問題を取り扱う人ということになるのではないでしょうか．しかし，精神科医の仕事の第一歩は，まずは目の前の問題が愛の文脈で考えるべき問題か，それとも脳の文脈で考えるべき問題かを整理することにあります．瀬里奈さんの例で持ち出したように，脳が揺らいでいる時に愛について語ることは大変難しいからです．目下の問題の脳との距離感をつかむことが，逆説的ですが愛について語るための条件になると精神科医は考えます．

脳との距離感から心の問題を3つの階層に分ける

では脳からの距離が遠い近いとは具体的にはどのようなことなのか，精神科医が取り扱う愛の問題とは具体的にはどのようなことなのか，次に脳からの距離が近い順に3つの事例を提示して考えてみたいと思います．

●事例4

伊保さんは33歳の女性です．大学卒業後，ツアーコンダクターをされ，職場でも主任で働いていらっしゃいますが，生真面目でプライドが高いというのが周りの人の印象です．半年後結婚の予定なのですが，元カレが復縁をしつこく迫るのを止めないため，ここ数か月はいらいらが絶えない様子であったということでした．

伊保さんは，うちに来られる1週間ほど前に，突然，人が変わったように大声で怒りだし興奮状態になりました．しかし弟さんがもらわれていたオランザピン[6]という薬を飲んだところ落ち着いたため，あくる日，弟さんの通っていらっしゃるメンタルクリニックを受診されます．「色々お悩みのことがたくさんあって混乱されたんでしょう．それで一時的に別人のようになられたのだと思います」という説明を受け，解離性障害（→コラム3 解離性障害 12頁参照）という診断で，オランザピンの継続を指示されました．翌々日，趣味のピアノの発表会が週末にあることを話していたのをきっかけにまた興奮が止まらなくなり，大声を出し

---

6) 抗幻覚妄想薬．ドーパミンD_2受容体遮断作用を示す．比較的新しい薬剤で相対的に副作用が少なく従来の定型薬に対して非定型抗精神病薬と呼ばれている薬剤の一種．巻末小精神薬理参照（⇒160頁）

て怒り出すという普段では考えられない状態になり，その際に発表会の日時などの記憶があいまいになっていることを不審に思った妹さんが今度は大きな精神科病院に受診させました．しかしここでの診断もメンタルクリニックと同様にやはり悩みの末の混乱で解離性障害になったのではないかと説明され帰宅されることになりました．最初の興奮状態から4日目は小康状態でしたが，5日目になってお昼過ぎに「体が急にエビ反りになる」発作[7]が出現．10分ほどで意識は戻りましたが，同日深夜，同様のエビ反り様発作が再発．5分で意識は戻りましたが失禁があり，6日目には3回目の発作が出現したため，ついに当院へ搬送されました．初診時，応答は拒否的で何度も家族に促されて初めて立ち上がり，問いかけにはほとんど答えられない状態でした．しかし，脳波，CT・MRI，血液所見は全く異常なく，発熱もなく，頸部硬直[8]などの髄膜刺激症状を含め，神経内科的な所見は見当たらず，そのことを告げて，念のために入院するか尋ねたところ家人は入院を謝絶し本人を連れ帰られました．

8日目午前9時頃，昨日から15〜20分毎に体が震え，問いかけに意味のある応答はしなくなり，口に流動物を持っていくとかろうじて食べる状態となっていることを訴えて，家人に連れられて再び緊急受診．しかし，脳波もMRIを含めた画像所見もとりあえずは異常がなく，血液検査では，プロラクチン[9]も正常で特記すべき所見はなく，はっきりとした所見はやはりありません．しかしどうしても器質性の疾患ではないかという疑いを私達は捨てきれず，鎮静をかけて再度15時に脳波をとったところ，β波[10]からα波[11]へと次第に振幅を増し周波数を減ずるてんかん波がエビ反り様発作の時に検出され，震えはてんかん発作であるこ

---

7) オピストトーヌス（背部が筋緊張するという意味のギリシア語）の状態．様々の重篤な脳の疾患でもみられるが，心因性のけいれんの症状としても良く知られている
8) 髄膜炎の徴候の1つ．相手に臥位を取らせ，首を胸に付けようとしても下顎が胸につかず，前後方向のみに硬さがあるのが特徴．同じく仰臥位で膝を曲げられないのをケルニッヒ徴候，胸に手を当てて首を前屈させようとすると膝が曲がるのをブルジンスキー徴候，首を横にすばやくいやいやさせると頭痛が増強するのをジョルト・サインという．ケルニッヒ，ブルジンスキー徴候は出れば髄膜炎の可能性が高いが出現率は非常に低く，頸部硬直は出現率も特異度も半々程度，ジョルト・サインは出現率は高いが偽陽性が半分程度とされる．いずれにしてもこうしたサインだけで髄膜炎を否定はできない
9) 乳汁分泌を促すホルモン．てんかん発作直後に一過性に上昇することがある

とが判明しました．同日卵巣の奇形腫[12]が確認され，最終的には抗NMDA 受容体脳炎[13]の診断が確定しました．

●事例 5

　今西順子さんは 66 歳の主婦です．息子さんが 2 人いらっしゃいますがいずれも独立し，現在は夫と 2 人暮らしです．去年夏から秋にかけて孫の誕生が 2 件続けてあり，片方はシンガポールまで手伝いに行かれました．11 月頃から，日中は 1 時間毎，夜間は 2 時間毎にトイレに行かないと落ち着かなくなり，過活動性膀胱の診断で近医から投薬を受け夜間はトイレに行かずに済むようになりましたが，尿意のせいで今年に入ってからは十年来楽しみに通っていた習い事にも全く興味が湧かず行くのが苦痛になりました．記憶力の低下も強く自覚され，熟睡感と食欲の喪失もあって，体重は 2 か月で 4 kg ほど減っています．当院の泌尿器科の先生から無理やり勧められて当科に受診されたのですが，もともと温厚な方であからさまには不満は述べられないものの，「根本は膀胱に原因があるので，先生もご迷惑だと思います」と精神科受診に対しては全く期待されていませんでした．

　しかし当科では，症状から「うつ病」が疑わしいと考え，嫌がる当人とご主人を説得してミルタザピン[14]という抗うつ薬を 15 mg で開始．45 mg まで 3 週間かけて増量しました．しかし当初 3 週間は当人・家族とも全く改善を自覚できませんでした．ただ症状は実際には変化していて，頻回のトイレに関する体の訴えはなくなり，代わりに，家事のでき

---

10) 1 秒間に 13〜26 個程度の波を表す脳波所見．通常の脳波では緊張すると出現してくるが，てんかんの発作時には速くて低い波から開始し，次第に遅くて高い波へと移行する発作開始時にみられることがある
11) 1 秒間に 8〜12 個程度の波を表す脳波所見．覚醒時の正常脳波の速さだが，この場合け発作時てんかん放電の一部
12) 性腺発生の過程で様々の組織に迷い込んで残ってしまった胚細胞腫のうちで，最も良性のものを言う．若年女性の卵巣に発生し，袋状になっていて毛髪や皮脂腺などを内部に含むものが最も典型的
13) 腫瘍その他体の中にある自分自身の組織への免疫機構による抗原抗体反応が，自分自身の脳を攻撃する結果出現する自己免疫性脳炎の 1 つ
14) 強力な抗うつ薬の 1 つ．食欲増進作用，鎮静作用あり．巻末小精神薬理参照（⇒163 頁）

COLUMN 3　解離性障害

　解離性障害とは，脳の機能異常ではなく主に心因的に意識の障害が起こる病態を総称していう．有名なのは多重人格，全生活史健忘などで，多重人格では本来の主人格以外にそれとは性格が異なる副人格が現れ，主人格の知らないところで様々な言動を行うもので，副人格は主人格の行動を知っているが，副人格の言動に関しては健忘が残る（主人格は覚えていない）のが典型的である．実際の事例ではドラマに出てくるようなまとまりを持った別人格が出現することは珍しく，幼児言葉を喋り，自分が子供だと思い込む退行と呼ばれる状態にとどまることが多い．全生活史健忘はいわゆる記憶喪失と呼ばれている病態で，多くは借金その他解決不能な問題が目前にある場合に，自分で知らないうちに遁走して別の遠く離れた場所に行ってしまい，自分がどこの誰かも含め，それまでの生活史を忘れてしまうのが特徴である．遁走以前の出来事は忘れてしまうが（逆向性健忘），遁走以降に起こった出来事は覚えることができる（前向性健忘の欠如）．ピアノを弾く，計算を行うなどの学習された技能・記憶は失われない（手続き記憶，意味記憶の保持）．こうした諸点が脳の機能障害によって出現する記憶障害とは異なっている．

　疾病としての解離性障害とは別に，たとえば耐え難い出来事などが起こった場合に，自身の感情と出来事を切り離してその出来事が心に与える影響から自分を守るという防衛機構が働く場合があるとされ，こうした働きを解離の機制と呼ぶことがある．たとえばレイプや近親者の死亡などに際して，他人事のように淡々と対応し涙ひとつ見せないといった場合，こうした機制が働いている可能性があるが，多くは生活全体にその後長期間にわたってマイナスの影響を与えることになることが多い．

なさ，夜間の不眠，食欲の不振などがそれまで以上に苦しく感じられて強く訴えられるようになりました．ご主人は薬物療法に不満で，「カウンセリングをしてゆっくり話しを聞いてもらわなくても良いのか，私はそ

もそも精神科医というものを信用していないし精神科医の出す薬も信用していない，精神科医は金儲けのために不要な薬を長々と出すと雑誌にも書いてある」などと強い口調で訴えられました．「投薬の効果が出るのには通常は数週間はかかるのでもう少し待ってみてください」という趣旨の説明をし，「脳のスイッチが一時的に切り替わってしまっているような場合があって，その場合，まずは休養と薬物療法でスイッチをもう一度切り替えるのが先決です」とさらに説得を試みました．ご本人は「家事もできずにこんなに怠けていていいのでしょうか，怠け病になってしまったようです．部屋がちらかっているのを見ると責められているようでつらいのですが，片づける気力がありません」と自責感を強く訴えられるため，「今は人の手を借りてでも休むのが仕事と考えてください」といったアドバイスをしました．物覚えの悪さも強く訴えられ，認知症ではないかとの訴えもありましたが，長谷川式簡易知能評価スケール[15]という簡単な認知症の検査では満点でとりあえず認知機能には問題はなさそうでした．

　投薬開始1か月後から，午前10時以降は随分気が楽になったと報告されるようになりました．しかしご主人は，「午前中調子が悪いのは夜に飲むミルタザピンの副作用に違いないから薬を減量して欲しい」と強く主張され，どうしても2週間だけ30 mgまで減量せざるをえなくなりました．ところが，減量後，物忘れと抑うつ感の再燃が訴えられたため，ご主人を再び押し切って再度45 mgまで増量を行いました．増量1週間後，投薬開始後2か月目になると，口は渇くが調子は朝も含めて良くなったと報告され，目に見えて表情が明るくなりました．以降，習い事も投与開始後4か月目からは徐々に再開．投与開始後7か月目からは，ミルタザピンの減量を開始し，投与開始後10か月目には投薬を中止しました．投与中止後3年間は再発・再燃はありません．ご主人からは先生には失礼なことを言ったと後から謝罪がありました．

---

15) 30点満点で20点以下を認知症の疑いありとする．日付，年齢，今どこにいるかなどの見当識と3つの言葉の記憶，簡単な計算からなる質問紙表．本邦で開発され汎用される

● 事例6

　環さんは30歳の女性で，管理栄養士さんです．お母さんと弟さんとの3人で暮らしていらっしゃって，家族仲は大変良いとおっしゃっていました．新婚ですがご主人は単身赴任中です．生来壮健で，優秀な人材として職場の評価も高い方です．

　最初の症状は単なる風邪でしたが，その3日後にめまいがして歩けなくなり，呼吸困難に陥りました．それから両手・両足の力が抜けて全く歩行ができなくなり，全身が軟体動物のような状態となってしまいましたが，2～3日で自然に回復しました．しかし，その1か月後，外出時，特に何かのきっかけがあったわけでもなく段々と真っ直ぐ歩けなくなるのを自覚し，その日のうちに階段の昇り降りもできなってしまいました．症状は急激に進行し，平坦な場所でも右足が膝折れするのに気づくようになり，そのあくる日には全く歩行できなくなってしまったため，近くの神経内科を受診されます．「バビンスキー反射[16]も出ているのでやはり中枢神経の病気ではないか」と指摘され，翌々日には地域の中核病院で入院検査を受けることになりました．入院中に両足の不随意運動や右半身の不随意運動も加わり，歩行不能状態は全く改善せず，不随意運動も次第に悪化するため多発性硬化症[17]を疑われ，ステロイドパルス療法[18]を1度行った後で，再燃後10日目に当院に転院となりました．入院後も症状は一進一退でしたが，多発性硬化症の典型的な経過とは症状の推移が異なっており，MRI所見や髄液所見[19]も欠けていること，歩

---

[16] 足の裏を強い力で擦ると足の指が全体としてゆっくりと開く反射．同じく麻痺が出現していても末梢神経が損傷した場合には出現せず，脳の損傷による麻痺の場合には出現する

[17] 小脳，視神経，脊髄など白質腺維を中心に様々な脳の部位に悪化・回復を繰り返しながら，多彩な症状が出現する神経疾患．神経細胞には伝播の速度を早めるために髄鞘と呼ばれる鞘のような組織が軸索と言われる細長い末端を巻いているがこの部分に炎症が起きて神経伝達を困難にするのがこの疾患である．多彩な症状が消長を繰り返して出現する点が心因性の転換性障害と類似する

[18] 3日間，ふつうの量の10倍以上のステロイド薬を点滴するという方法．効果が高い割に長期連用に比べ相対的に副作用は少なく済むことが多い

[19] 腰椎などから長い針を刺して髄液腔にある液体を採取する検査．脳炎などの診断には必須．多発性硬化症の時にはオリゴクローナルバンドが検出される．オリゴクローナルバンドとは，髄液を電気泳動し，免疫グロブリンを特異的に染色した際にγグロブリン領域に細く濃染する数本の帯状のサインのことである

行状態が全く改善しないことから，ご本人は不本意のようでしたが精神科も併診することになりました．

　初診時の印象は，はきはきとしていかにも仕事ができそうな女性でした．面接の初日は，首も自力では起こせず，ベッドで横たわったままの診察となりました．「お願いします」という礼儀正しい言葉とは裏腹に，精神科受診に対して強い抵抗感がある様子がありありと窺われたため，「精神科受診は無駄かもしれませんが，身体症状の検索をしながら，全ての可能性を尽くすという意味で精神科も関わることにしてはどうでしょう」と言いつつ，毎回一緒に廊下や階段を歩く歩行訓練を交えながら面談を行いました．面談開始後，1 か月程で，歩行時にガクンと膝が折れるように脱力は起こることがあるものの，ゆっくりとであれば歩行が可能となりました．さらに 1 か月後には階段の昇り降り以外は可能な状態となりました．歩行の改善と並行する形で，過呼吸発作[20]が繰り返し起こるようになり，過呼吸の後には腹圧をかけないと排尿ができないといった膀胱障害も出現するようになりました．しかし，過呼吸発作が夫の帰省時に合わせて起こっていることに面接の経過でご本人も主治医も気づき，さらに最初のエピソードも夫の帰省時に同期して起こっていたことをその後確認してからは，次第に体の症状は目立たなくなっていきました．面接開始後，3 か月目には彼女が「結婚はしながら，性的関係は持たず子供は作らない」という状況を知らず知らずに選択していたのではないかということが話題になりました．歩行に際して若干の違和感は残っていましたが，面接開始後 3 か月目に退院し，週に 1 回の通院を行うことになり，面接開始後，8 か月目に職場復帰することになりました．現在は元気に職場の主任として働いておられます．退院後 1 年ほどして離婚が成立しました．

　伊保さんの事例 4 は，卵巣の奇形腫という腫瘍への自己免疫反応が脳へも波及してしまう病気で，急性期にはステロイド投与や免疫抑制薬を使い，予防のためには卵巣奇形腫の手術をする抗 NMDA 受容体脳炎という

---

[20] 強い不安・恐怖・緊張などの精神的ストレスをきっかけに，過呼吸が誘発されてしまう症候群．通常 30 分～1 時間ほどで自然に寛解する

純然たる脳の病気です．カウンセリングは役に立たないですし，オランザピンなどのこころ関係のお薬もほんの付け焼刃の効果しかなく，脳の変調をきたしている物理的状況への直接の働きかけがどうしても必要となります．たとえば，複雑な婚約の顛末や発表会へのストレスが何らかの形で免疫力を低下させ，抗NMDA受容体脳炎発症の遠因となったのではないかといった反論は確かに可能かもしれません．しかし，いずれにしてもこうした個人的生活史や，お母さんやお父さん，恋人，兄弟など家族・近親者との関係（愛の問題）はとりあえずは治療をするうえでは括弧にいれて棚上げをしておけると思われますし，特に診断においては，括弧に入れておかなければ誤診に導かれる原因になってしまいます．脳の変調が他の身体疾患によって引き起こされており，それとの因果関係がはっきりとしているこうした場合を外因性の精神疾患とかつては呼んでいました．

　事例6の環さんの場合はこれとは対照的です．環さんの症状は環さんがどのような家族をつくるかという未来予想図に沿って消長し，物理的な脳の病気とは無関係でした．もちろん，体に力が入らない時に脳のfMRI[21]やPET[22]と呼ばれる血流を観察する検査をすれば，脳のどの場所でこうした場合に血流が落ちているか（つまり機能が悪くなっているか）が分かる可能性はありますし，そうした研究も実際になされています．しかし実際の治療的介入は生活史やご主人との関係の中で環さんが気づいていらっしゃらなかったことを話題にして整理していくことがこの場合は中心となり，そうした働きかけが症状に対する明確な効果を生みました．こうした介入を軸にして治療が組み立てられる病気を心因性と少し前までは多くの精神科医が呼んでいました．つまりは愛の病といってもいいでしょうし，世の中の多くの人が精神科医に抱くイメージはこうした状態を取り扱う人といったイメージではないでしょうか．

---

21) 脳の血流を可視化する装置の1つ．一定の課題を遂行させた時の信号から安静時の信号を差し引き，その差分を可視化することで課題遂行時に血流が増加している部位を抽出する．体内へ検査のための試薬を注入したりせずにすみ，侵襲性が低いのでどんな機能が脳のどの場所にあるのかを確認するために昨今汎用される

22) 脳の代謝を可視化する装置．放射性同位元素でブドウ糖などの脳で盛んに代謝される物質に予め印を付け，これを静注して脳における分布を可視化する．持続点滴が必要であることなどfMRIと比べると患者負担および施術者の手間は大きいが，fMRIよりも精密に機能変化を起こしている領域を可視化できる利点もある

事例5の今西さんの場合，脳との距離という点ではもう少し事態は複雑です．今西さんがお孫さんの出産を慣れない土地に手助けに行ったことは，心労というよりは体の疲れといったほうが良いかもしれせんが，本人の元来の素因（頼まれたことはきちんと引き受けて仕上げないではいられない性格）とこうした生活史上の出来事の組み合わせの関数が，精神疾患を発症させたと考えるのがこうした場合の標準的な精神科医の思考方法かと思われます．本人の元来の素因は，養育の過程と遺伝的素因の複合的な効果と考えられる場合もありますし，あるいは「実存的決断[23]」といった言葉と関連して以前は論じられたこともありますが，この素因は環境因がたまたまそれとマッチしていればむしろ几帳面とか社会への適応の良さといった美徳となる場合もありますからそれ自体を「病気」というのは少しためらわれます．こうした場合，良いほうへも悪いほうへも作動しうる特定の脳のスペックが特定の環境との間でミスマッチを起こすと考えるわけですが，この現在の脳のスペックが，先ほど触れましたように生育歴と遺伝的素因の最終産物なのだと考えるとすれば，今西さんのような疾患は，二重の意味で生活史が脳に刻み込んだ刻印だと解釈されることになります．つまり，愛の問題と脳の問題とが交差するそういった病態だと表現することもできるでしょう．うつ病，躁うつ病（現在では双極性障害と呼ばれることが多い），統合失調症はいずれもそうした病気なのですが，このように愛の問題がその発症に決定的に関わるのだけれど，いったん発症すると脳の病として進展してしまう，そういった病態をかつては内因性精神疾患と呼んでおりました．

さてここでご紹介したこころの疾患の心因，内因，外因という線引きはシュナイダー[24]という人が引いた精神科の疾患の鑑別診断のための大きな太い線です．図1-3は古茶大樹先生がこの線引きを図解されたものを私がさらに改変したものですが，太線内の病態の区別は内科のような鑑別診断

---

[23] どのような生活史を積み重ねるかに対して本人の選択が一定程度影響を与えることができ，それによって未来の存在状況が可変的でありうると考える場合には，こうした言葉が使われうる余地がある
[24] Kurt Schneider（1887-1967）はドイツの精神病理学者．その主著，臨床精神病理学は現代まで再版され続け，精神医学を基礎づけている原則となっている

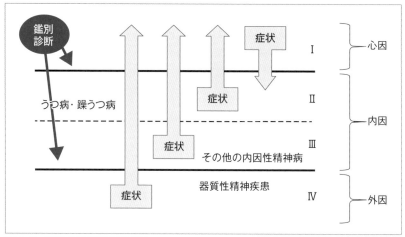

図1-3 精神疾患診断階層図①

ではなくて鑑別類型学だというのが古茶先生の持論です．精神科における鑑別診断としてはこの太線の境界によって区分される3つの層を古茶先生の図解は強調しておられますが，特に今世紀に入ってからこの境界線はあまり重視されなくなりました．事例5の今西さんのような例，つまり内因性の精神疾患というものの存在の否定がその一番大きな理由だと思います．内因性精神疾患を否定するということは，具体的にいえば，失恋して気持ちが落ち込んでいる状態（反応性のうつ状態）も今西さんのようなうつ病の状態（内因性のうつ状態）も，重症度の違いだけでその本質には変わりがないという主張です．ですから，この場合，シュナイダーの鑑別診断の太線の中で，心因と内因の間に引かれた太線がなくなるということになります．内因性の精神疾患のイメージは，脳が構造としては大きな変化を起こさずにとりあえずは一過性のモード・チェンジをきたしているというイメージです．ですから，いったん脳の態勢を何らかの物理的手段を用いてリセットしないと，モード・チェンジした脳は脳の法則に従って一定程度までは自動的に症状の悪化をきたしてしまうという可能性が予想されます．モード・チェンジは基本的には可逆性・一過性なのですが，これが反復ないしは持続すると脳のプログラムの書き換えが進行し，この書き換えが一定以上の規模で行われると復元は難しくなります．内因性精神疾患

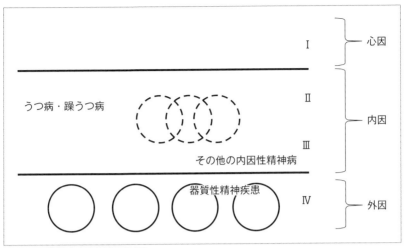

図1-4　精神疾患診断階層図②

をこのようにイメージして，環境に対する通常の反応と区別しておくことは，理念としてはなかなかに便利な説明仮説なので，本書ではこのシュナイダーの太線を重視する立場，つまり心因性と内因性の間には，鑑別診断に値する切れ目があるのだという立場で物事を考えていきたいと思います．

鑑別診断と類型診断

　図1-4ではそう考えた場合の3つの階層内の疾患のイメージを図示してあります．外因性の疾患は通常の疾患と同じですから，疾患と疾患の間にはたとえば犬と猫の間のような違いがあり，鑑別診断が可能です．たとえば事例4の伊保さんは卵巣奇形腫という腫瘍への抗原抗体反応が脳にも及んでしまった抗NMDA受容体脳炎という脳炎の一種ですが，同じような自己免疫性の脳炎でもたとえば抗VGKC抗体陽性脳炎[25]という別の種類があります．以下に事例を示しますが，症状と経過，画像診断，検査

---

25) 電位依存性カリウムチャンネル（VGKC）に対する自己抗体の産生によって起こる自己免疫性脳炎．VGKCに対する自己抗体には様々のものがあるが，辺縁系脳炎，てんかん，低ナトリウム血症と関連するのは，抗LGI-1抗体によるものが一般的．抗LGI-1抗体は視床下部に作用して低ナトリウム血症を引き起こす

所見から，事例4の伊保さんの病気と近縁疾患ではありますが，全く別の病気として鑑別することができます．

● **事例7**

伊藤幸三さんは，70歳代の大きな中華料理店のシェフ兼経営者です．ある朝，起床時に呂律不良と高血圧を認め，脳梗塞を疑われて救急病院へ搬送されましたが，MRIを撮っても脳内に異常は見つからずそのまま退院されました．ところが退院後から，調理器具の名前が思い出せない，元来人に怒ったことがない温厚な人柄であったのが，新人スタッフに何度も怒鳴り散らすなどそれまでは考えられない行動が目立つようになり，困ったご家族が最初の入院から半年後に大きな病院の神経内科に連れて行かれました．神経内科では原因不明の認知機能障害と性格変化を重く見られ前頭側頭型認知症[26]（⇒コラム4　4大認知症，22頁参照）の診断を受けて投薬が開始されましたが，むしろ易怒性はさらに悪化し，血液検査で低ナトリウム血症が見つかったため，今度は内分泌内科に紹介されました．水分制限が始まりましたが，睡眠時に大声を出すようになり，初回入院後1年目に今度は精神科に紹介されます．診察時MMSE[27]という認知症の検査は満点と問題はなかったものの，「庭に人がいる」「動物が襲ってくる」といった幻視も出現してきたため，今度はレビー小体型認知症[28]という別の種類の認知症が疑われMIBG心筋シンチグラフィー[29]という検査が行われましたが，再び結果は陰性でした．しかしその1か月目に，職場で昼寝中「うーっ」とうなった後に両上肢を伸ばして強直させ意識消失する1分程度の発作が出現し，同様の

---

26) 前頭葉あるいは側頭葉に比較的限定した萎縮が緩徐進行性に出現する．前頭葉病巣で初発し性格変化が最初に目立つ．4大認知症の1つ（コラム4，22頁参照）
27) 長谷川式と似た認知症のスクリーニング検査．30点満点で21点以下では認知症が疑われる．長谷川式と比べて図形問題があるなど若干複雑な構成をしている
28) 生々しい幻視を示す4大認知症の1つ．パーキンソン病と同一の病気であるが，黒質線条体ではなく大脳皮質に変性が先に出現するため，運動症状よりも精神症状が先行する（コラム4，22頁参照）
29) 本来は心不全の評価に用いられてきた検査であるが，レビー小体病でも自律神経の不全により，心臓への見かけ上の低集積が生ずることが知られており，レビー小体病診断の補助として汎用されている

発作が同月に計 4 回，いずれも昼寝中に出現したため，脳波に明らかなてんかん波は認められなかったもののてんかんを疑われ今度はバルプロ酸[30] 400 mg が処方されました．その後発作は消失しましたが，初診後 1 年 3 か月目には食事中に孫のおかずを食べる，歯磨き粉と洗顔料を間違えるなど認知機能の明らかな低下と混乱が目立つようになり，危機感を持った家族が初回入院後 1 年 3 か月目に当科へ連れてこられました．

　入院後検査では，血液検査では低ナトリウム血症[31]以外には特記すべき所見なく，髄液検査・脳波検査にも所見はありませんでした．頭部 MRI でも脳の萎縮を含め目立った所見はありませんでしたが，良くみると左側頭葉内側部分に FLAIR[32]と呼ばれる撮影法で淡い高信号域を認めました．MMSE は 18 点と 3 か月前に比べて極度に低下しており，RAVLT（Rey-Auditory Verbal Learning Test[33]）という当科で実施している記銘力検査の指標も 8 点と中等度のアルツハイマー病[34]の方と同程度（20 点を切ると記銘力障害のために一人暮らしができなくなる）まで低下していました．入院後，閉眼したまま顔をしかめ，上半身をぶるぶるっと震わす特異な発作[35]が頻回に観察され，臨床経過から自己免疫性辺縁系脳炎を疑い，神経内科と連携してステロイドパルス療法を行ったところ，抗てんかん薬には全く反応しなかった顔面を中心とした連日のぶるぶる発作および向精神薬に反応しなかった幻視は，いずれもただちに消失し，記銘力も回復しつつあります．抗 VGKC 複合体抗体の測定を行い，後日抗 VGKC 複合体抗体は強陽性という結果が出て診断は裏付けられました．

---

30) 抗てんかん薬の 1 つ．弱いナトリウムチャンネル遮断作用と T 型カルシウムチャンネル遮断作用がある．小精神薬理参照（⇒155 頁）
31) 体内のナトリウム濃度が 120 mEq/L を下回るとけいれん発作を起こす確率が急速に高まる
32) Fluid-accentuated inversion recovery の略．MRI の撮影法の 1 つ．水からの信号が抑制され，髄液腔に近いところにある病変の抽出に優れている
33) 15 個の単語を連続して読み上げてそれを思い出す検査．5 回連続して行いその合計で判定する
34) 最も数の多い認知症．典型的には記銘力障害から始まり，年単位で緩徐に進行する．コラム 4 参照（⇒22 頁）
35) Faciobrachial dystonic seizure（顔面上腕ジストニー発作）は，VGKC 抗体脳炎にかなり特異的な徴候

COLUMN 4

4大認知症

　アルツハイマー病，レビー小体病，前頭側頭型認知症，これに脳血管障害によって生ずる血管性認知症を加えた4つを4大認知症という．65歳以上では，出現頻度はアルツハイマー病，血管性認知症，レビー小体病の順で認知症全体のほぼ9割を占めるが，65歳未満では出現頻度はアルツハイマー病，前頭側頭型認知症，血管性認知症の順になりこの3つで認知症全体のほぼ8割を占める．

・**アルツハイマー病**：年単位で緩徐に進行する健忘症状が主症状．若年発症例ではSPECTなどの画像検査で後部帯状回，側頭・頭頂葉で血流の低下が目立ち，高齢発症例ではMRIで海馬領域の萎縮が目立つ．アミロイドPETでのアミロイド陽性率は94%とされ，アルツハイマー病であれば高い陽性率があるが，アミロイドが高度に蓄積していてもアルツハイマー病を発症するとは限らない．

・**レビー小体病**：生々しい幻視，幻の同居人などの錯覚が8割程度にみられ最も目立つ症状である．夜中に突然起きて暴れ出すといったレム睡眠行動異常および嗅覚障害が発症に先行して観察されることがある．起立性低血圧などの自律神経症状，変動する認知機能障害，構成失行（線描画の模写の障害）などもしばしば併発する．パーキンソン病は病巣の分布が異なる同一疾患．SPECTでは後頭葉の血流低下が特徴的である．MIBG心筋シンチグラフィーでMIBGの取り込み低下が起こる．線条体におけるドーパミンニューロン変性をみるDATスキャンで線条体の描出が低下する．

・**前頭側頭型認知症**：初老期になって人格変化（それまでのその人の行動パターンとは全く異なった行動，万引きを繰り返す，行列に無理やり割り込むなど）で発症する．毎日決まったコースを散歩して回る（常同的周遊），他人に無頓着になり自分からは何もしなくなる（無関心・無為），列車の時刻表を彷彿とさせる規則的な行動（時刻表的生活），同じ内容の話しを繰り返す（オルゴール時計症状），電車のつり広告を

そのまま読む（環境依存症候群）など特異な症状が出現する．次第に無為が前景に立つようになる．典型例では前頭葉が選択的に進行性の萎縮を示す．ブローカ失語様の失語のみが緩徐に進行する進行性非流暢性失語，語義失語を示す意味性認知症も前頭側頭型認知症の一亜型であるが，進行性非流暢性失語では末期まで性格変化を示さないのが特徴である．

- **血管性認知症**：大血管が詰まる病態はおおよそ支配領域の症状の総和であり，最終的に失外套症候群となるが，小血管が詰まって主に白質に病変が生じることで出現する皮質下血管性認知症では，血管性パーキンソニズムによる歩行困難，偽性球麻痺による構音障害な運動症状が前景に立ち，当初は認知機能障害が目立たないことが多い．アルツハイマー病との合併例も少なくない．
- **その他**：進行性核上麻痺，大脳基底核変性症，ハンチントン舞踏病，嗜銀顆粒性認知症などが他に挙げられるが頻度は比較的低く，嗜銀顆粒性認知症を除いて運動症状が先行するものが多いので精神科外来に初診することは稀である．

［参考文献］
1) 中島健二ほか（編）：認知症ハンドブック．医学書院，2013，東京
2) Wada-Isoe K, et al：Prevalence of dementia in the rural island town of Ama-cho, Japan. Neuroepilemiology 32：101-106, 2009
3) Yokota O, et al：Frequency of early and late-onset dementias in a Japanese memory disorders clinic. Eur J Neurol 12：782-790, 2005

これは「くすぶり型脳炎」とも呼ばれていて，抗NMDA受容体脳炎の激越な経過と比べると，一時的には自然に症状が軽快するなど遥かに緩徐な経過をたどります．てんかん発作とともに，記憶障害，認知機能障害が月〜年単位で進行すること，幻視などの精神症状を伴うこと，低ナトリウム血症，さらに専門医にはてんかん発作とは思えない様相を呈する顔面・上肢を中心とした短く回数の多い不随意運動などから，知ってしまえば特徴のある病気です．抗VGKC抗体による自己免疫性の脳炎という概念が確立されるまでは心因性の病態あるいは認知症の一種だと考えられていた

可能性が十分にあり，現に事例7伊藤さんの例でも確定診断には1年半の年月がかかっています．いずれにしても抗NMDA受容体脳炎とVGKC抗体脳炎は類縁疾患ではあっても，明確に種の異なる疾患だといえることは間違いありません．

　これに対して，たとえばうつ病，躁うつ病，統合失調症の境目をこれと同じように物理的に区切る線を引くことはできません．そもそもたとえば難治の側頭葉てんかんを背景として出現してくる精神病では，思考伝播（自分の考えが漏れて出てテレビで放映されている）などの統合失調症にかなり特徴的だと考えられていた一級症状（⇒コラム5　一級症状，26頁参照）と呼ばれる症状がいくらでも観察されますが，脳の疾患と明確な因果関係が類推されるようなこうした病態は，うつ病，躁うつ病，統合失調症からは除くという申し合わせがなされています．1つの疾病が疾病として確定されるためには，物理的な指標とそれに対応する症状の対応関係を確立する必要がありますから，そもそもが内因性の疾患群は，本来の医学的診断のための前提条件を欠く形で定義されていることになります．一足飛びに特定の遺伝子と発病との因果関係が特定されれば，むろん，疾病としてこうした病態も確定されることになりますが，最近の遺伝子の研究では，躁うつ病と統合失調症の発症率を高める遺伝子の配置は，1つひとつは寄与率が低い多数の遺伝子の相乗的な効果の和であって，寄与率の高い数個程度の遺伝子にその責任を負わせることができないこと，明確にこれが統合失調症の遺伝子，これが躁うつ病の遺伝子といった対応関係は存在しなさそうであって，かなりのリスク遺伝子に重なり合いがあることも明らかになっています（⇒コラム6　内因性精神疾患と遺伝子，28頁参照）．臨床的にも，たとえば，両者の性質が重なって出現している症例は，非定型精神病という名前で古くから取り上げられてきました．以下に挙げるのは，単極性のうつ病が何度も繰り返された後に，中年以降になってこれが統合失調症に移行した症例です．

第1章 心と脳の境界線を引く

●事例8

　田沼久子さんは現在64歳の主婦の方です．33歳の時，第3子出産後に，食思不振・不眠で始まり，1～2週間の経過で急速にほとんどトイレに行く以外には動けない状態になって，精神病院への初めての入院となりました．以降，48歳まで合計5回，3か月前後の入院をうつ病の診断で繰り返しておられますが，エピソード中は自分や家族が治らない重い病気になったとか，取り返しがつかない大きな借金がうちにあるなどといった訴えを延々と繰り返すものの，抗うつ薬は毎回速やかに奏効し，家事や近所付き合い，PTA活動を含めて，うつ病の症状がないエピソード間歇期には，特に問題のない状態が続いていました．しかし48歳時からは，幾度となく急性精神病状態を繰り返されるようになります．初回の急性精神病エピソードの入院時には「私は服部久子です」（服部は本人の旧姓でもなく全く架空の名字）と主張し，病室の入り口の他患者のネームプレートを次々に隣のものに変えるなど奇異な行動が繰り返されるようになり，強い被毒妄想のため，食事を拒否し，一時的に経管栄養を余儀なくされる場面もありました．ドーパミン遮断薬（⇒付録 小精神薬理学，157頁参照）が2か月程で奏効しだし，半年後には退院をされましたが，家事能力などが大幅に低下し，そのことに腹を立てた夫が家庭内暴力をするようになったことをきっかけに再び入院．3回目の急性精神病状態での入院時に「もう一度精神病になったら離婚する」と言われましたがその後，夫が交通事故で半身不随になり，以降は穏やかな生活となりました．60歳頃から，幻聴が絶えず聞こえるようになり，慢性の精神病状態となっていますが，人懐っこく，最低限の家事能力と情動的疎通性は保たれ，娘が5～6年ほど前に統合失調症で緊急入院してからは，家族の中で当事者能力が最もあるのは久子さんであるという状況になっています．なお，妹さんも統合失調症で精神科入院歴があります．

　この症例は，うつ病といってもそれぞれのエピソードの発症は比較的急速で，しかもうつ病性の昏迷（⇒コラム2，6頁参照）に至るほど深く，もともと躁うつ病に近い病態であったと思われます．しかし，中年以降のエピソードにおいては全く気分障害の要素はなく，幻覚妄想および自我障害[36]

COLUMN 5　一級症状

Symptome ersten Ranges（独），first order symptoms（英）

　ドイツの精神科医であるクルト・シュナイダーが統合失調症を疑うための徴候として提唱した症状であるが，中脳・辺縁系ドーパミン経路の刺激症状と考えたほうがより実用的である．具体的には 1) 考想化声（考えが声になって聞こえる），2) 対話性幻聴（話しかけと応答の形の幻聴），3) 自己の行為に随伴して口出しをする形の幻聴（顔を洗うと，「あ，顔を洗っている」というように），4) 身体への被影響体験，5) 思考奪取やその他の思考領域での被影響体験，6) 考想伝播（自分の考えが放送されている，考えたことが他人に伝わってしまう），7) 妄想知覚（番組表のバーコードは額田の大君のメッセージなど），8) その他のさせられ体験・被影響体験が挙げられている．解離性障害でも同様の症状が高い頻度で聴取されるという反論もあるが，偽肯定を排除する精神科的訓練が聴取には必要であり，たとえば質問紙表などでの聴取では，徴候としての価値が大きく毀損される可能性が大きい．妄想知覚についてはコラム 7 も参照（⇒42頁）．

のみで症状は構成されていました．さらに家族歴も遺伝的な統合失調症への親和性を示唆しています．

　たとえば躁うつ病では脳の遺伝的素因が果たす役割が相対的に大きく，うつ病では相対的にそれが小さいといった相違はありますが，遺伝的に脳が持っているスペックとその人が過ごしてきた生活史が絡み合って特定の病像へと展開する体制を形作るというこうした疾患群の発症機序のイメージをこの章の冒頭で説明しました．こうした疾患群においては，環境と脳のスペックとの相互関係で疾患そのものの原因が形成されると考えるなら

---

36) 統合失調症の一級症状の中で，自分の意思や行為が他人に操られていると感じる作為体験，自分の考えが漏れ出て他人に伝わってしまうと感じる考想伝播（筒抜け体験），他人の考えが自分の中に入ってくる（思考吹入）などを具体的にはいう

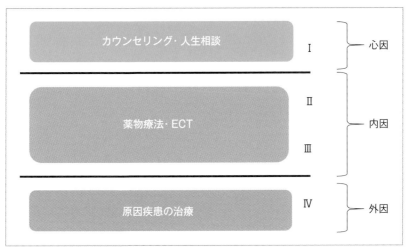

図1-5　精神疾患診断階層図③

ば，外因性の疾患群と異なり，投薬によって脳の現在のモードを変化させることで疾患の進行そのものを食い止めることができる可能性もあることになります．内因性の疾患においては，心因性の疾患や外因性の疾患のいずれとも違って，向精神薬による治療に本質的な治療的意味が存在する可能性が考えられるゆえんです．図1-5に3つの階層のそれぞれに対する主要な治療法を提示しました．このように考えると強迫性障害の一部やパニック障害は心因性の精神疾患であると考えるより，内因性精神疾患と考えたほうが確かに座りが良いようにも思えます．

　外因性の精神疾患が身体疾患として相互に明確に区分されるのに対して，内因性の精神疾患は相当程度相互に重なり合いを示す病態であって，1つの病態と別の病態の間にその性質上明確な区切りはないと考えるほうが良いでしょう．しかし，脳の生得的なスペックと環境因子の相互作用によって完成された病像は，かなりの恒常性を示す特定の神経化学的な特性を持っていて，たとえば統合失調症圏の病態とうつ病圏の病態とでは，異なった薬剤が奏効する確率が高いため，ここでの線引きはそれでもやはり治療には重要だと考えられます．

COLUMN 6　内因性精神疾患と遺伝子

　統合失調症の遺伝子研究を通して，グルタミン酸仮説が一時画期的な仮説として提唱された時期がある．この仮説は統合失調症を一次的にはドーパミンの病理ではなく，グルタミン酸の病理によると主張するもので，中脳-辺縁系ドーパミン経路が，一級症状を呈する幻覚妄想全般の局在症状とはいえても統合失調症に特異的な症状ではないことを考えれば，グルタミン酸仮説は統合失調症の臨床実体の説明仮説としてはなかなかに興味深い仮説ではあったと思われる．

　統合失調症に強い相関を示す遺伝子としてディスビンディン，ニューレグリン，*DISC1* などの遺伝子が良く知られているが，これらはいずれも抗 NMDA 受容体抗体のシナプス後膜への組み込みと関連しているとされる．また *DAOA* と呼ばれる遺伝子も統合失調症との関連が繰り返し指摘されているが，この遺伝子は抗 NMDA 受容体抗体を作動させるうえでグルタミンとともに重要なセリンの代謝に関与している．統合失調症との関与が指摘されるこうした遺伝子のいくつかは双極性障害とも重なり合っていることから，内因性精神疾患全体を単一精神病と考える仮説も一時期主張されたが，個々の遺伝子が病態形成に果たす役割は今のところはまだそれほどには確定していなさそうである．しかし，統合失調症の発症により親和性の高そうな遺伝子群，双極性障害の発症により親和性の高そうな遺伝子群，いずれにも関与していそうな遺伝子群の存在はかなり確からしそうであり，遺伝子的にみると 2 つの疾患が全く別個に独立した疾患であるという仮説も完全に一塊の疾患であるという仮説もいずれも成り立たないとされている．

　統合失調症に親和性の高い遺伝子配置が何らかの仕方で創造性などと関連している可能性も否定はできず，遺伝子特性を「病」という観点のみで考えることができるかどうかも含め，考える必要があると思われる．

[参考文献]
1) Craddock N, O'Donovan MC, Owen MJ：Psychosis genetics：modeling the relationship between schizophrenia, bipolar disorder, and mixed(or "schizoaffective") psychoses. Schizophr Bull 35（3）：482-490, 2009
2) Schizophrenia Working Group of the Psychiatric Genomics Consortium：Biological insights from 108 schizophrenia-associated genetic loci. Nature 511：421-427, 2014

●事例9

　明菜さんは，来院時，30歳で経理事務をしていらっしゃる女性です．生来体の変調には敏感に反応する方でしたが，大学までの生育歴に特記すべき出来事はありませんでした．就労当初は大過なく勤めていらっしゃいましたが，3年前に結婚された頃から仕事も次第に負担になってきたとおっしゃっています．27歳頃から，動悸・息切れ・全身倦怠感・下痢や腹痛など様々の身体所見が出現するようになり，内科で精査しても原因が見つからないため，当院受診までの3年間に4つの精神科病院・精神科クリニックを点々と受診され，身体表現性障害やうつ病の診断で抗うつ薬やベンゾジアゼピン系薬剤を十分量・十分期間投与されておられましたが奏効せず，むしろ症状は悪化傾向にありました．初診の数か月前からは，発作的に「楽になりたい，何も考えたくない」という思いに囚われるようになり，大量服薬を繰り返しておられましたが死にきれず，当院の救急外来に搬送されたことを契機として当科初診となりました．

　初診時には，綺麗に化粧して入室され，対面して目立った違和感はなく，また話の筋道も順序だっていて逸脱などもありませんでした．大量服薬のエピソードを含め，聞かれたことに対して必要なことを過不足なく淡々と答えられ余分なことをおっしゃらないのが印象的で，礼容は保たれていて自分に対しても主治医に対しても距離を置いた話し振りでしたが，表情は無表情でちょっと能面のような印象でした．しかし，問診の途中で突然泣き出され，泣き止むとまた元の調子に戻られたのも印象的でした．食欲がない，体がだるい，お腹の具合が悪いなど身体面での多彩な訴えとともに，「時々訳もなくパニックになって死にたくなる」状

態が，漠然とした全般的な不安感を背景として間歇的に出現すると訴えられました．しかし病的体験[37]は確認できませんでした．

　ロールシャッハテスト[38]では，反応数，反応内容とも豊富ですが，テスターがその答えに共感するのが難しい「形態水準が悪い」と呼ばれる反応が多く，特に色のついた図版を見るとその傾向はさらに大きくなり，形態を無視して自分の空想に引きずられる反応（図版Ⅸに対して「ロケット砲が発射される前でエネルギーが溜まった状態」）や，作話的な結合（図版Ⅷに対して「ヨット，小動物，女の子，全部が同じに繋がっている」）などが頻発しました．

　「服薬はしたくない，できればカウンセリングで治したい」と投薬治療に対しては懐疑的でしたが，初診での印象とロールシャッハテストの結果からカウンセリングによって自身の問題に直面化させることが精神病的な反応を引き起こす可能性が危惧されたため，「カウンセリングで自分の心の内を詳しく話しすぎると却ってしんどくなる人がいるので少し様子を見させてもらえませんか」と提案し，治療をどうするかこまめに何回か来院してもらい話し合うことになりました．初診後1か月の時点では自殺企図こそありませんでしたが，初診時と訴えは変わらず，動悸などの些細な身体症状に対する過敏な反応と不安感，いったん何かのきっかけで感情が乱れると歯止めが利かなくなり，1時間以上泣いたり激高して叫んだりといった状態になる，頑固な不眠，唐突に出現する希死念慮などが訴えられ，淡々とした訴えとは裏腹に切迫した緊張感が感じられました．このため，オランザピン 2.5 mg を開始し，2～3日は午前中に眠気があったものの，初診後1か月半までには 7.5 mg まで増量しました．オランザピンが 7.5 mg に増量された1週間後には食欲の急激な増進のため一時的な嘔吐が出現しましたが，投薬開始後1か月後

---

37) 幻覚や妄想など精神病性の体験を指す精神科用語
38) スイスの精神療法家，Hermann Rorschach が作成した投影法と呼ばれる心理検査の最も代表的なもの．インクの染みを落としてできた12枚の図版に対して，それが何に見えるかを尋ねることで治療対象者の自我の状態の把握を試みている．5枚の白黒図版と5枚の彩色図版からなる．大部分の人が，検者が「ああ，そういうようにも見えるね」と思える反応を産出するが，図版のごく一部分のみを取り上げて他を無視したり，図版とどう関連しているかがにわかには理解できない連想をする人があり，そうした反応が多い場合には，現実検討よりも自身の内的・情動的連想が優先されると解釈される

(初診後 3 か月後) には毎日あった号泣・憤怒発作が週に 1〜2 回まで減少し本人も気分が落ち着いたと報告されるようになりました．投薬開始後 2 か月目（初診後 4 か月目）には，希死念慮・不眠も消失し，身体症状もあまり気にならなくなり，また号泣・憤怒発作も観察されなくなりました．さらにこの頃から，診察中に笑顔を時々見せてくださるようになり，それまでの能面のような表情に変化が生じ始めました．その後若干の眠気のため，初診後 7 か月目にはオランザピンを 5 mg まで減量．初診後 10 か月まで症状は安定していました．

ところが，初診後 10 か月目に挙児希望のため，明菜さんの強い希望でオランザピンを 2.5 mg まで減量ところ，減量 1 週間目から，強烈な無気力感と情動不安定が再燃し，硬い表情で笑顔はなくなってしまい，ご本人の希望で抗うつ薬を試しましたが全く効かず，オランザピンを 7.5 mg で再開したところ，その 2 週間後には速やかにもとの安定した状態を回復しました．

事例 28（⇒122 頁）にも同様の事例を挙げましたが，この事例では，うつ病，パニック障害[39]などの内因性の病態や心因反応などが鑑別の候補になるのだと考えます．私達は，切迫したしんどさをこちらが受ける割には訴えは淡々としていて，良くいえば要求がましさがなく，ちょっとした対応で文句も言わずすっと来院を中断されそうな雰囲気や，ロールシャッハテストや初診時の様子も含め，情動的な刺激を受けると対象に対する認知の仕方そのものが客観性を失い自分の連想に大きく引きずられてしまう様子などから，統合失調症的な病理をここでは考え治療を選択したのですが，この当時，中安信夫先生の初期統合失調症の徴候（⇒6 章，125 頁参照）のことを良く勉強していたらより明確に説得力を持ってどうしてこの事例を統

---

[39] 突然の動悸，息切れ，めまいなどの自律神経性の症状とともにこのまま死んでしまうのではないかという激しい不安感にいてもたってもいられなくなる状態が数十分続くのが典型的なパニック発作．強烈なパニック発作を体験すると二度とあの体験をしたくないという考えに囚われ，再発を予期して恐れる予期不安が次第に生ずるようになり，慢性的にパニック発作を恐れて暮らすようになる．その状態が続くと誰もいないところでそうなったら，あるいは逃げ場のない交通機関の中でそうなったらどうしようという広場恐怖が形成され，社会的機能に大きな支障がでるようになる．初期には認知行動療法が著効する例も多い．薬物療法としては SSRI もしばしば奏功する．かつては心因性の精神疾患に入れられてきたが，本書では内因性の精神疾患と考える立場をとる

合失調症に引き寄せて考えたのかを説明することができたようにも思えます．翻って明菜さんの訴えを読み直すと，自生思考と緊迫困惑気分（⇒6章，127頁参照）は明確に読み取れます．こうした事例を誤ってパニック障害や身体表現性障害[40]などに類型分けしないためには，丁寧な問診が必要で，しかも鑑別できるかどうかは治療の方向性に大きな違いを生みますから，精神科医の経験が問われるところだと思われます．この点に関しては第6章でもう少し詳細に触れたいと思います．

心因性の疾患は「診断」が可能か

さて，それでは心因性のこころの疾患，つまり事例6の環さんの場合のような例においては，1つの病気ともう1つの病気の区分はどのようになっているでしょうか．もちろんこの場合でも，おそらく強迫性障害や不安性障害の一部がそうであるように一定の遺伝子的配置による罹患しやすさといった傾向性が存在している可能性はあると思われますし，脳血流の細かい分析によって特定の脳の局在とその傾向性がリンクされるという研究結果があることも先ほど触れました．内因性の諸疾患においても，発病時点においては心の構えと生活史における出来事が，発症に本質的に寄与する場合があり，さらには再発予防においてもこうした心の構えと出来事との関わりの理解が大きな手助けになる場合があることは間違いありません．しかし，内因性の疾患においては，いったん発症した病態は病状が終息するまでは脳が全体としてスイッチが切り替わったように別の態勢になって自動的に進行し，薬物療法なりECT[41]なりといった物理的な介入によって脳のスイッチを入れ直さないとカウンセリングといった非物理的

---

40) Somatoform disorder (DSM-Ⅳ) の訳語．身体疾患がないのに身体疾患様の症状が訴えられる場合を総括するための術語として考案された．DSM-5では，背景に身体疾患があるか否かは確認が困難であるという理由で，身体疾患がある場合もない場合も区別せずに，身体的苦痛が情動的な苦悩をもたらす場合を押しなべて表現できる身体症状症"somatic symptom disorder"という術語が考案されている．しかし，訴えが身体疾病を原因とするかどうかは（たとえば尿管結石の痛みなのか疼痛性障害による痛みか），治療選択には決定的である以上，DSM-5のこの診断名は実臨床においては役に立たずこれまでの身体表現性関連疾患の病名が毎回変更されているように次回も変更される可能性は大いにあるのではないかと推察される．ここでの文脈では身体疾患ではないが身体疾患様の症状を呈するという点が重要なので，従来の身体表現性障害という用語をそのまま使用した

な手段だけでは始まってしまった流れをなかなか逆転させることはできないことが多いのに対して，たとえば事例6では，これとは対照的に性的な関係を持たずに結婚するという生活史上の選択そのものが，直接的に症状の出現と結び付いていて，しかも症状の消失にも不即不離に因果的に働きました．こうした生活史との因果的な結び付きの強さの違いが内因性と心因性という2つの階層の違いを考えるうえでは大事だと思われます．

　心因性のこころの病気をどう考えるかは精神科医の間で大きく見解が分かれるところなので，少し回り道をして，20世紀後半にボンヌバルというところで行われたアンリ・エイ[42]とラカン[43]という人の心因についての論争をちょっとだけご紹介しておきたいと思います．エイは精神が健康な状態を，人が主体的に自由意思を行使できる状態であると考えました．つまりは，自由意思を行使できる正常な精神という完成形があって，それが解体してより下位の階層が露出するに従って，より器質的な脳による制約が行動を支配してしまうというのがエイのボンヌバルでの主張の大要です．そうであるとするなら，器質因と質的に区別されるような二元論的な心因を考える必要はなくなります．

　それではラカンのボンヌバルでの考えはどうなっていたでしょうか．実際にはエイや他の発表者と比べてかなり難解で分かりにくいことを言っているのですが，エイとの対比という点に絞っていえば，人のこころにはお父さんやお母さん，兄弟姉妹などとの間で生育の過程で生成される固有の法則があって，それは単純に物理的・生理的水準には還元できないのだけれど，他方ではこの法則は文化や時代の違いを超えて人という存在にかな

---

41) Electroconvulsive therapy の略語．電気けいれん療法と訳す．旧来は実際にけいれんを起こさせていたが，最近は修正型が主流であり，筋弛緩剤を用いてけいれんを起こさずに通電する相対的に安全性の高い方法で行うことが圧倒的に多い．重症のうつ病，様々の病態に由来するカタトニア（内因性精神疾患によって，発動性が著しく低下した状態），レビー小体病など時に劇的な効果がある
（大久保喜朗：カタトニア症候群の診断と治療．精神神経誌 112：396-401，2010）
42) Henri Ey（1900-1977）．フランスの精神科医．器質力動論と呼ばれる考えを唱え，局在-全体，意識-人格，解体の深さ-浅さの3つの軸から精神疾患を整理した．エイの精神医学の射程は失語，失行，失認などの純然たる局在論から，現象学，精神分析まで極めて広い射程に及んでいる
43) Jacques Lacan（1901-1981）．フランスの精神分析家．フロイトのテキストの徹底した読み込みによって新たな精神分析の流派を立てた．哲学・文学などにも大きな影響を与えている．20世紀末には本邦でも精神医学に大きな影響を与えた

り普遍的に共有されている．つまり，脳の生理的な活動とは別次元のこころの法則というものが存在していることを認めるかどうかがここでは問題となっていて，そうであるとすれば，このこころの法則を読み解くことで「病」という状態から別の状態への移行を促すことが治療の1つの形になりうるということになるでしょう．こうした考えは医学の普通の見方と離れてしまうところがあるのですが，たとえば偉大な政治家の父親を持った娘が，父の跡を継いで政治家になる場合の娘のこころのあり方とか幼少時からお母さんを守る自分を自己イメージとしてもっている娘達のこころの有り方[44]とか，こうした様々な家族のシナリオに多数接すると，確かに家族同士の関係性のあり方には一定の法則性がありそうな気がしてくることも否めません．もう1例，心因性の疾患の例を出してみましょう．

● 事例10

佐知子さんは，初診時32歳の女性です．初診時には看護師として働いており同じく看護師の夫と2人暮らしです．中学1年生の時に，授業中に急に立ち上がり声を出して後ろに倒れ5分位意識がなかったというのが最初のエピソードです．その翌日，19時頃より全身が強張り意識がありながら首が後ろに反り返る発作が2時間位続き，てんかんとして治療が開始されました．翌年には，母親とTVを見ていて気づいたら炬燵のところで倒れており，2分間けいれんしたというエピソードがありました．20歳くらいから，連日けいれん発作が起こるようになり，色々な病院に入退院を繰り返すようになります．職場で叫び声とともに激しくけいれんし，このエピソードをきっかけに医師がフェニトイン[45]というてんかんのお薬を100 mgから250 mgに増量したところ，ふらついて歩行ができなくなり，それに対する説明もないので不安になって来院されました．

---

44) 高石浩一：母を支える娘たち—ナルシシズムとマゾヒズムの対象支配．日本評論社，1997
45) ナトリウム遮断薬の1つで，脳の片側から発作が始まる焦点性てんかんに対して強力な抗てんかん作用を有する．副作用の多さから現在では第一選択薬として用いることはほとんどない（⇒巻末小精神薬理学，155頁参照）

佐知子さんはMRIにも脳波にも特に所見はありませんでした．さらに入院して発作の時の脳波を記録しましたが，それでもてんかん性の異常波は出現しませんでした．しかし，抗てんかん薬を減量するたびに発作症状が再燃しました．佐知子さんはとても感じが良く礼儀正しい人で，多くの人に好かれる人柄であり，知能指数も平均以上でしたが，幼少時の出来事をカウンセリングで尋ねて思い出していく途中で，家で夫に対して大変理不尽な振る舞いが突発的に起こるようになりました．たとえば，誕生日の日にケーキを買ってきた夫に急に腹が立ってどうしようもなくなり頭から水をかけるなどというエピソードがあり，こうしたことが何度かある間にカッとした夫が手をあげてしまったこともあります．カウンセリングをしていくうちに随分後のことですが，佐知子さんが小学校2年生の時にお母さんに見せようと家に持って帰ってきた学校で作った鯉のぼりを破り捨てられ，頭から水をかけられたというエピソードを佐知子さんは思い出します．情緒的にとても不安定な人だったお母さんのことを口に出して思い出すにつれて，夫に対する了解困難な怒りは次第になくなっていきました．その後何年かの紆余曲折を経てではありますが，心因性発作は今ではなくなり，看護師として働き，2児の母親として平穏に暮らされています．

　この事例は，提示したようにお母さんが不安定で予想不能な反応をする人でした．幼少期の体験は虐待に近かったのではないかとも思われます．ただ，お母さん以外の周囲の人に安定した関係を結べる人がいたためか，あるいは当人が脳のスペック的にも大きな問題がなかったためなのかは分かりませんが，虐待を受けた人に時々みられる自己評価の極端な低さといった様子は佐知子さんには見受けられず，心因性発作がある以外には社会的・性格的に一見して目につく問題は見当たりませんでした．投薬はほとんどこの人においては意味をなしませんでしたが，お母さんとのかつての関係がカウンセリングの進展に対応してご主人との間で再現され，それをそれだと気づき，さらにご主人がお母さんとの関係の再現を持ちこたえたことで症状は次第に消失して行きました．

　繰り返しになりますが，こうした場合に脳において特定の部位の血流の変化が起こっている可能性はもちろんあると思われます．しかし，佐和子

さんは，脳の状態を変化させる薬剤ではなく，自身の忘れていたお母さんとの来歴を思い出し，それを夫が一緒に生きなおしてくれたことが，心因性の発作からの最終的な解放と結びついたのだと私達は考えています．

　心因性の発作においてたとえばけいれんが，過呼吸に，過呼吸が下痢・嘔吐に，あるいはこうした症状が不安や抑うつに症状変遷することはむしろ一般的です．この一事から考えても，心因性のこころの疾患においては，症状と原因の対応関係から組み立てる身体疾患の考えや区切りは原理的にはそのままでは通用しないだろうということが予想されます．

第2章

「主訴」を探る，
「主訴」を決める

治療者とユーザーの「主訴」がずれる場合

　身体医学における「主訴」が何かは多くの場合とりたてて考える必要がないことが多いでしょう．たとえば，私自身の尿管結石の事例をまずは比較のために挙げておきたいと思います．

◉事例 11

　16 年ほど前のことですが，ドイツからの帰路の機内で筆者は強い腹痛に襲われました．腹痛は 10 時間以上続きましたが，おなかには圧痛がなく，背中を叩くと叩打痛があり，さらにじっとしているより動いていたほうが痛みはまだ少し和らぐような気配がありました．痛みは周期的に増強減退を繰り返す疝痛ではなく，ゆるやかに増減はするがほぼ一定の強さで持続する性格を持っていました．飛行機が着陸する半時間程前から，それまで全く効かなかった痛み止めの座薬が急に効くようになりましたが，他方で，ズボンのバンドの締めつけが気になりだしバンドを締めると不快感と痛みがして，バンドを締めることができなくなりました．さらに水分の摂取も途中までは十分に行うことができていたのが，痛みが始まって数時間後からは水分摂取時に吐き気がし始め，水分

を取ることが難しくなりました．バンドの締めつけの不快感は座薬が有効になって以降も続き，あくる朝まで続いてようやく消失しました．飛行機が着陸して数時間後に撮影した腹部のCTでは右腎周囲に毛羽立ちが認められ，泌尿器科の先生の解説では，尿管結石が長時間続くと腎盂から後腹膜に尿漏れが起こり，それが後腹膜炎を引き起こすとのことでした．つまり後半に出現した症状はこの後腹膜炎のためであったとの説明でした．

この事例での「主訴」は誰の目にも明瞭で，腹痛です．それと関連して，吐き気，経口水分摂取不能なども主訴の候補になるかもしれません．医療的介入の目的は，第一に主訴を身体的原因と結び付けること，第二にその原因を取り除いて主訴を解消することです．身体的原因が見つかってもその原因を取り除くことができない場合ももちろん一定の割合で存在しますし，様々な理由から治療的介入を選択しない場合もあると思います．しかしいずれにしても主訴は現れであってここから原因へと遡及し，その原因に対して最善の介入を考えるという図式がここでは成立します．では原因に遡及できない場合はどうなるでしょうか．この場合は，対症療法を行うことになります．つまり現在の痛みという主訴に対して，「痛み止め」で症状を消失させることが試みられるということになります．この場合，原因はブラックボックスに入れられることになり，この症状を引き起こしている原因がなくなるかどうかは偶然の僥倖に任されることになります．もちろん，たとえ原因が分からなくても，痛み方の一定の傾向性や随伴症状から，「悪性」の痛みと「良性」の痛みを分け，この痛みが自然に治癒するのかそれとも死に至る病になりうるのかを予想することができる場合もあると思われます．漢方診断と処方の大部分はこうした対症療法の集大成と言えるでしょう．しかしたとえ漢方であったとしても主訴と治療の関連性は明確です．では次の事例はどうでしょうか．

●事例12

聖子さんは48歳の女性ですが，ニューヨークで特殊メイクのお仕事を20年以上されており，活躍されていました．ニューヨークで

は友人も多く，何不自由なく過ごしておられたのですが，4年ほど前から壁になにものかが特殊な装置を自分の知らない間に装着し，そこから無色透明で臭いもしないガスを部屋に散布しているため，自分の体が少しずつ浸食されていることを次第に強く確信されるようになりました．何度か引っ越しをし，さらには壁を家主に無断で壊すということが続いて，結局，アメリカにはいづらくなり，一昨年帰国されました．帰国当初は壁の装置は気にならなかったものの帰国して半年ほどするとやはり装置が作動し始めて毒を空気中に流すようになり，警察にも何度か相談したもののニューヨークと同じように取り合ってもらえなくなり，ついには壁にまた穴を開けてしまったため，困った親戚の方に連れられて来院されました．

　第一印象はやつれた印象はあるものの仕事のできそうな知的な雰囲気の女性で，「血液検査や画像検査で私の健康被害が立証できるでしょうか．もしそうなら喜んでどんな検査でも受けます」と言われました．「壁の中に装置らしきものは見当たらなかったんですね」と念押しすると，「装置があるのは間違いありません．掘り出した壁の一部に周囲の色とそっくりですが明らかに割れ方の違う場所があってそれを警察に持っていったのですが，警察はそれを紛失してしまいました．警察もぐるではないかと思います．私は病気ではないので投薬治療は必要ありません」というお答えが返ってきました．「その無色透明のガスはどんな健康被害をあなたにもたらしているのですか」と尋ねると，「体がだんだんと弱っています．健康被害があることは間違いありません」とお答えになるのですが，具体的にどこが悪いのかを尋ねても会話は堂々巡りになり，不具合のある部位を特定することはできませんでした．検査はご希望通りしましたが，「あらゆる種類の検査をして欲しい」というご本人の希望には添えず，MRIと通常の血液検査をして，何も検出されないことをお伝えし，治療が必要である旨を再度説得したものの全く応じられず，家人も医療保護入院（⇒4章，78頁参照）にまでは同意されなかったため，終診となりました．

　聖子さんにおいては幻聴は聴取されていません．妄想性障害[46]という病名が今流通している診断名の中ではとりあえずは一番しっくりときそうで

すが，前章の分類で行けば内因性精神疾患の仲間ということになりそうです．この場合,「主訴」は何でしょうか？ そもそもご本人は，無味無臭のガスのせいで健康被害が起こっていて，極端にいえば日米両国にまたがる何かの団体の陰謀が今の状態の原因だと考えていらっしゃるのですから，受診そのものに乗り気ではなく，お世話になっているおばさんの顔を立てるために渋々来院されています．精神科医のほうは，これは脳の不調から来ている病気ではないか，海馬・扁桃核のドーパミン作動系の過剰機能によるものではないかなどと考え，薬剤による治療を勧めたりすることになります．もしも主訴が，患者さんというユーザーが取り扱って欲しい問題を指すのだとすれば，主訴は「壁の中に埋め込まれたガス噴射機の除去」ということになります．あるいは，「健康被害は諦めるからどんな団体がこんな陰謀を企てたのかそれを暴いて欲しい」という訴えが主訴になるかもしれません．ところが，相談を受けた精神科医は主訴を「妄想」というようにカルテに記載する可能性があります．なぜこのような齟齬が起きるのでしょうか．

ヤスパース[47]という人のことをここで少し話題にしましょう．精神科的な訴えは,「内容」と「形式」という二重の読み方ができるとヤスパースは考えました．たとえば，先ほどの聖子さんの話しの内容はまとめれば，「自宅の壁にいつの間にか，健康被害をもたらす無味無臭で無色のガスを噴射する装置が設置されてしまう．日米にまたがる組織が背後にあるに違いない」ということになります．精神科医はしかし，この内容そのものではなく，たとえば「周囲の壁の色とそっくりだが，明らかに割れ方から装置の一部だと分かる」という言葉から，「妄想知覚」(⇒コラム7 妄想知覚, 42頁参

---

[46] 幻覚や思考障害を伴わず妄想を主要な症状とする病状は近年妄想性障害と呼ばれている．クレペリンはこれをパラノイアと呼び，壮年期以降に多く，人格の荒廃や思考障害を伴わないという特徴を示すと考え，通常の統合失調症とは区別した．パラノイアが人格の発展か病的過程かについては過去の一時期には活発な論争があったが，この問いそのものが最近問われなくなってきている．しかし症例によってはこの古くからの論争を問題としなければならない場合がある

[47] Karl Theodor Jaspers（1883-1969）．近代精神医学の枠組みを確立した精神医学者にして哲学者．ヤスパースの了解の概念は，現在でも精神医学の診断の根幹を成す原理であり，様々な批判はあるものの精神科臨床においてこれとは異なる枠組みは現在も存在していない

照)という専門用語に拠る読み取りを主訴として記載することになります．妄想知覚というのは，知覚そのものは問題ないが，その解釈に問題がある場合をいいます．聖子さんの場合，壁を掘って出てきた装置の残骸は壁にそっくりだと主張されていますから，知覚そのものに問題はなさそうです．そうではなくてどこまでも壁にそっくりの壁の残骸を装置の一部であると確信してしまう解釈に問題があると精神科用語では記載するわけです．このような特徴的な体験の仕方の様式を少し訓練を受けた精神科医であれば「脳が世界を特定の仕方で色付けしてみるようにモード・チェンジを起こしてしまっている」と考え，これを非常に大事な主訴と受け取ることになります．聴取された体験の型が「妄想知覚」という形式を示していると判断した場合，精神科医はドーパミン遮断薬（⇒付録 小精神薬理学, 157頁参照）という種類の薬剤で，これを「治療」したいという誘惑にかられます．内容を棚上げにして形式のほうに着目するという精神科医の介入の仕方は，精神科ユーザーが治療的介入を受け入れた場合，自分自身の主体性を奪われてしまうと感じ，無力感や怒りにつながる遠因ともなります．

本当の主訴がまずは否認される場合

「主訴」を確定する作業というのは，たとえば昨今盛んになってきた認知行動療法（⇒コラム 15, 144 頁参照）であれば，その入り口で必ず行わなくてはならないその前提になりますし，あるいは精神分析的精神療法（⇒コラム 15, 144 頁参照）などでは，「主訴」を何にするか（何を目的にしてカウンセリングを行うか）こそが，とりあえず相当長い期間，カウンセリングの顕在的あるいは潜在的な中心的話題となる場合もあります．たとえば次の事例の「主訴」は，精神科における「主訴」が容易に決定されない様子を鮮明に表しています．次の事例 13 の和人君の例は最終章でももう一度取り上げて（147 頁参照），認知行動療法と精神分析的精神療法の違いについて考える題材にもしたいと思います．

COLUMN
7　妄想知覚

　Wahnwahrnehmung（独）の訳語．
　たとえば壁の染みが虫に見えるといった現象は，知覚そのものが錯覚を起こしているので妄想知覚ではない．逆に実際にはそうでないのに「妻が浮気をしている」という確信は知覚の部分がないため，それ自体では妄想かどうか判断できないのでこれも妄想知覚とは異なっている．フランス語圏の解釈妄想（délire d'interprétation）（特定するため「セリウとカプグラの」と付け加える場合もある）は，同様に出来事の知覚そのものは正しく，知覚の解釈において飛躍がみられるという2分節性を表現しているという点で，妄想知覚と構造的には同じ現象を表現しているが，実臨床ではもう少し広い範囲の現象を指すことが多い．
　妄想知覚は統合失調症の診断のためには特異度・鋭敏度ともに高くなく，他の一級症状ともども批判を受けて重視されなくなったが，妄想知覚が統合失調症も含めた中脳辺縁系ドーパミン神経ルートの過剰機能を示唆する巣症状とみなすことができる可能性があるのに対して，先ほどの嫉妬妄想やアルツハイマー病由来の物盗られ妄想などは，様々の機能不全や適応障害から二次的に派生している可能性が高く，妄想知覚はドーパミン遮断薬への反応性を予測するうえでも十分に精神科的所見として現在でも意味があると思われる．

●事例13

　和人君は10歳の男の子です．9歳の時にご両親の離婚を機に転校し，しばらくは元気に新しい学校にも通っていたのですが，新学期が始まってから「顔をしかめ頭部を右側へブルブルっとふるわせて向反させる」1〜2秒の発作が頻繁に出現するようになりました．発作直後の数分間はボーッとして受け答えができないことが多かったのですが，その間もお母さんの言っていることは分かるが喋れなかったと和人君はおっ

しゃっていました．いくつかの病院を受診されて MRI や発作間歇期の脳波には異常がないことを指摘されましたが，一刻も早く原因が知りたいということで，私の外来に予約をとられました．しかし予定の日を待ちきれずに予約4日前に救急外来を受診され，小児科の救急担当の医師に，今日のところは緊急で処置する必要はなさそうですと言われると「脳に問題があるんじゃないですか．早くなんとかして欲しい．どこでも分からないといわれて，たらいまわしにされる」とお母さんが大変な剣幕で怒られるので，小児科の先生は大変困惑されていました．予約当日に診察をさせてもらった時にも，「子供が発作を今も起こしてるんですからすぐに診察してください」と待ち時間が耐えられずに怒りを爆発され，診察時にも小児科の先生におっしゃったのと同じことを強く要求されました．当日の脳波検査で，発作時の脳波を記録することができ，3回記録できた脳波にはいずれも発作が起こっている最中の脳波でもてんかん性異常波と判断できる異常は見当たりませんでした．ゲームを一生懸命している時や寝ている時には発作がないこと，発作時の脳波にも異常がないこと，発作の形状が一瞬ブルブルっとしてすぐにもとにもどることなどから，鑑別診断の優先順位としてはてんかん発作の可能性は低いこと，心理的な原因も鑑別診断のリストに入れる必要があることをご説明し，引き続き脳の病気の可能性も考えながら並行してカウンセリングや心理検査も始めることを提案しました．「結局，分からないってことですか？」とお母さんは詰問されるので，「いいえ，そうではなくて，可能性としては気持ちの問題が体に出ている可能性がとても高く，それに対する手当が必要だと考えています．でも私達の判断がそれでも間違っていて脳の病気だという可能性が100％ないということはできませんからそれも並行して念頭には置いておこうという意味です．和人君はとても賢い子なのでお母さんを助けなければという気持ちでいっぱいいっぱいになっているのかもしれませんし，お母さんや学校の先生が発作のことをとても心配されているのを敏感に察知して，和人君本人もとても心配になり，それも発作を増やしているかもしれません」とお母さんに説明し，和人君には「この発作はいくら続いても大丈夫だし，そのうち自然に少なくなるから心配ないと思うよ．でももう少しここで色々君が良ければ調べてみたり，心理の先生と少しお話しをしてもらおうと

思っているけどどうだろう？」と尋ねると，和人君はうんうんと頷いていました．次週の受診までに緊急外来への受診を2回もされましたが，和人君の発作は急激に減って，1か月後には学校へ復帰．学校は楽しいと嬉しそうでした．お母さんには和人君への対応を考えてもらうための母子並行しての母親カウンセリングと本人のカウンセリングを強く勧め，予約も取りましたが3か月にわたって面接のキャンセルが続き，カウンセリングは中止とせざるをえませんでした．カウンセリングが正式に中止になった次の週に久しぶりに来院されたお母さんは「薬を出して欲しい．周りの人が薬を飲ませないのはなぜかと私を責める」と投薬を強く要求されました．和人君は若干発作は再発しているものの学校には元気で通っているとのことで，「抗てんかん薬を投与するということは体質が合わずに大きな副作用が出る人もいるので，てんかんでない可能性が高い人には投薬はできません．和人君には今は是非カウンセリングをお母さんと一緒に受けてもらうのが良いと思います」と再び説得しましたが，これが最後の受診となってしまいました．なお和人君の知能指数は103と平均で言語性IQと動作性IQの間に乖離もありません．

　和人君のお母さんはシングルマザーで大変がんばって和人君を育てていらっしゃいました．離婚したお父さんの援助はなく，ご実家とも疎遠でお母さんの不安な気持ちを和人君が懸命に支えていることは傍目にもすぐに見て取れたのですが，お母さんは和人君がけいれんして学校へ行けないことにさらに将来への不安を高めながら，和人君の症状が心因性の可能性が高いということには全く納得されず，「和人の世話を十分にみてくれない」医療への不満をぶつけておられました．和人君が学校へ行けないのは学校へ行っている間にお母さんがいなくなってしまわないかという不安もありそうでした．この事例では表面的な主訴は，「心因性非てんかん性発作」[48]ですが，実際には解決すべき問題という意味での「主訴」はお母さん，和人君本人，主治医あるいは臨床心理士の間で異なっています．私を含めた

[48) けいれん，転倒，意識障害などてんかん発作において典型的に出現する症状が発作性に反復するが，てんかんおよび失神発作その他の身体に原因のある疾病に由来しない発作症状．てんかんを疑われて来院する人の1割〜2割を占める

主治医団にとって，主訴は「お母さんの和人君に対する関与の仕方」です．つまり，お母さんにとっては，和人君が今世界で全てともいえる存在で，和人君を支えている自分という自己イメージこそが毎日の大変な生活を生き抜くのを支える一番の心の支えになっている可能性があります．脳に病気を持った和人君という設定は，和人君を健気に支えるお母さんというイメージをさらに補強するとともに，その脳の病気さえなくなれば今の不安定な生活苦の全てが魔法の薬（あるいは神の手）の一閃で全て一掃されて幸せになれるかもしれないという無意識的な期待にぴったりとはまってしまい，お母さんの発想はそこからなかなか離れることができないようにも見えます．しかし，この設定を保ち続けるということは，和人君を病気で失うかもしれないという恐れも持ち続けるということを意味しますから，そこには耐えがたい両価性が推察されます．ですからお母さんにとっての主訴は「息子の脳の深刻な病気」です．あるいはもっと端的に言うならば，「息子も自分も幸せにしてくれるはずの魔法の薬を医療の怠慢で受け取り損ねている」です．しかしこの主訴はお母さんには初診の時点ではもちろん隠されています．心因性であることを認めることは，和人君の気持ちの問題へのアプローチを認めるとともに，お母さんの息子さんに対する対応へと目を向けることになります．主治医団はそもそも和人君の病状は，お母さんの気持ちの反映だと考えているわけですから，これがそのままお母さんに伝わればそれは現時点ではお母さんにとって受け入れがたい自分への批判と感じられるのは当然ともいえます．この事例で通院が治療半ばで中断になってしまったのは，お母さんとの気持ちの連帯を十分に固める前に，お母さんの「主訴」をこちらがどう考えているかが予想以上に早くお母さんに伝わってしまったこと，魔術的な解決を求めるお母さんの気持ちがあまりにも強すぎたことにあったという解釈も可能かもしれません．

精神科という奇妙なお店

私の尿管結石では，私の主訴（下腹部の痛み）は，それを治療することがそのまま私が求めている治療の対象でした．聖子さんの妄想知覚では，壁に仕掛けられた機械の除去が聖子さんの主訴ですが，主治医は聖子さんの今現在の求めとは全く異なった，たとえば海馬・扁桃核の過剰機能を念頭にドーパミン遮断薬（⇒巻末 小精神薬理学，157頁）を出すことが治療だと

考えていました．これに対して，和人君の例では，和人君の主訴（心因性非てんかん性発作）は，主にはお母さんの気持ちの反映である可能性が高いという印象のもと，和人君に対する治療よりも実際にはお母さんに対する治療が症状の解消に結びつくのではないかと主治医団は考えていました．何を治療のターゲットにするかということを主訴と呼ぶとすれば，後者のケースの場合には，主訴が何かを当事者が理解した時点で，すでに治療は道半ばにまで成功している可能性さえあります．

　こうした精神科における「主訴」の治療者と被治療者の間でのねじれについて例えを使って改めて考えを整理してみたいと思います．たとえばあなたがアパレルショップに買い物に来たお客さんだと考えてみてください．尿管結石の場合，自分にちょうどあったズボンを買いたいと注文したあなたに，店員さんがサイズを測り商品をくれるのと同じ仕方で，ドクターはあなたの注文を扱ってくれています．それはいずれにしてもとても分かりやすいやり取りです．では，聖子さんの場合はどうでしょうか．赤いコートが欲しいと言ってやってきた聖子さんにドクターは「赤いコートはここにはありません．もしたとえあったとしてもあなたが必要としているのは絶対に赤いコートではなくて青いワンピースです」と言っていることになります．聖子さんは当然納得せずに怒るはずです．和人君の場合はさらに通常の買い物では起こりえない状況です．お母さんが子供服を買いにアパレルショップへやって来られた時に，店員さんが，「お客様がお買いになるべきなのは子供の服ではなくて奥様，あなたの服です」とこの場合，主治医は言っていることになります．お客さんが欲しいと言っているものを売ることが，お客さんの問題の解決にはならないばかりか，時には混乱に拍車をかける結果になると考えて行動するのが精神科医という職業の特徴の1つであることからこうした奇妙な対応が出てくるのですが，その結果，精神医療では，「主訴」（何を目的として治療をするか）ということが，内科や外科と比べるとずっと複雑になっていて，ここをきちんと確定するのに随分手間暇をかける必要があります．

　これは大事なことなので，「知を持っている主体」"sujet supposé savoir"[49]という奇妙なフランス語のことをちょっと寄り道して話題にしておきたい

---

49) 転移についてのジャック・ラカンの説明の1つ

と思います．先述のやり取りを聞いて，もしあなたがお客さんだった場合，こんな店員さんのいる店に行くでしょうか．あなたにとって必要なものは，自分のほうが良く知っているから，あなたの注文するものとは違うものを買って行きなさいと上から目線としか思えない仕方で助言するこの店員さんのことをあなたはどう思うでしょうか．たまたまもちろん店員さんのお勧めとあなたが買いたいものが一致することもあるでしょうが，ここでの前提は店員さんのほうがいつも正しい注文の仕方を知っていて，あなたは自分には何が本当は必要なのか，ここでなすべき正しい注文とは何なのかを知らないということが前提されていることです．つまり「知」"savoir"はいつも精神科医の側にあってお客さんは自分にとって何が正しいのか知らないという前提が精神科というお店にはあるように見えます．お金を払ってまでこんな奇妙なお店に人が来るのはなぜでしょうか．このちょっとした頭の体操からでも分かることは，精神科というお店が普通の商品を売り買いするお店とは違うルールで運営されていることです．

　精神科というお店での注文，つまり「主訴」の複雑さは確かに他の診療科に比べて際立っていますが，身体疾患であっても必ずしも全てが尿管結石のように「主訴」がそのまま進むべき道筋を指示している場合ばかりではありません．次の事例を例にとって考えてみたいと思います．

共同作業の中で「主訴」を形にする

◉事例14

　楠さんは，40歳の主婦の方です．主訴は「うつもてんかんも治して欲しい」でした．10歳時，複雑部分発作[50]で発症．A外科，B市民病院，C病院，Dてんかんセンター，E病院，Y病院など合計6つの病院，専門医を受診するも発作は抑制されず，「うつ」とてんかんを両方診てもらえる病院を探して来たと来院されました．意識がなくなる発作が月に

---

50) 意識障害を伴う焦点性発作をおしなべてこのように呼ぶ．2017年の新しいてんかん分類では，この術語は廃止され，アウェアネスを障害された焦点性発作という純然たる記述用語に置き換えられた．私見であるがこうした要素的な記述方法は臨床的には大きな問題があると考える

表 2-1　薬剤の投与量と血中濃度（事例 14）

◆フェニトイン 300 mg（20 μg/ml）
◆フェノバルビタール 60 mg（11.5 μg/ml）
◆ゾニサミド 200 mg（8.4 μg/ml）
◆カルバマゼピン 400 mg（2.9 μg/ml）

（　）内は血中濃度

5～6回あり，意識消失は1回につき1～3分ですが，発作があったことも本人はほとんどの場合覚えていません．悪化すると右側の口角がピクつきます．抗うつ薬はこれまでの病院で何度も十分量まで試されていますが，「うつ」に対してあまり効果はありませんでした．MRIで右側の海馬[51]に萎縮と硬化像[52]が認められ，脳波では右中側頭部の棘波[53]が盛んに出現しますが，本人・家族ともてんかんの外科手術は拒否しています．初診時投薬中の薬は表2-1に示した通りです．これは全て抗てんかん薬です．BDI-Ⅱ[54]と呼ばれる抑うつを測る尺度（⇒コラム8 評価尺度，50頁参照）があるのですがその点数は25点で，中等度の抑うつという結果でした．

　ともかく楠さんはもう初診の前から怒っていらっしゃいました．初診時がたまたまてんかん専門医の外来ではなかったので，火曜日の専門外来への受診を受付の方が勧めると「どこでもかしこでも私達はたらいまわしにされる」と30分以上怒り続け，すんでのところで警備員の人が呼ばれて強制退去になるところでした．初診の問診では，「発作の様子をお聞かせ願えますか？」と尋ねると，「自分は意識を失っているのに分かるわけない！」と激高されます．さらにA4の用紙に細かい字で5～6頁におよぶ私への細かな質問状を用意されていて，それに全て答えてもらえないのならば，診療は受けられないと強い口調でおっしゃいます．私

---

51) 側頭葉の内側にある構造．記憶の形成に重要
52) 側頭葉てんかんの主要な原因の1つ．海馬のCA1領域の細胞脱落および歯状回を構成する顆粒細胞層の乖離を特徴とし，同じく海馬の病巣が目立つが海馬の付け根にある海馬台の細胞脱落が目立つアルツハイマー病の組織象とは異なる
53) 脳波に出現する先のとがった波を棘波あるいは鋭波といい，てんかん性の活動を示す指標になる．より鋭く20～70 msの持続のものを棘波，70～200 msの持続のものを鋭波というが両者に臨床的な意味の差はない
54) "Beck Depression Inventory Ⅱ"の略．自記式の評価尺度．抑うつの度合いを経過観察のために開発された

表2-2 現在の状態の整理

1. 側頭葉てんかんである
2. 投薬で発作の完全寛解に至る可能性は低い
3. ゾニサミド，フェノバルビタール，フェニトインなど粘着性や攻撃性を増大させる可能性がある薬剤が入っており，これを減量すれば精神症状は軽くなるかもしれない
4. その際，発作の悪化をきたす可能性がある
5. うつかてんかん発作かどちらを優先して治療するか決めること

の家族のことやプライバシーに立ち入ったことを聞かれたので，「診療をするのにそれが必要ですか」とやんわりと聞き返すと，「私達患者は全部のプライバシーを先生に話しているのに，先生が自分のことを言わないのは，人体実験をしているのと変わりない」と激しく抗議されました．こういった調子で診察当初，ご本人は随分エネルギッシュに怒り続けていらっしゃったのですが，主観的には本人は「うつ」であると訴えられ，先ほどの自記式の評価尺度でも中等度の抑うつを示す点数でした．

楠さんは幸いにも娘さん，お母さんと一緒に来られていました．あれこれ怒られながら苦闘の病歴聴取の結果，表2-2に示したような5点が治療方針を決めるための前提としてご本人・ご家族・主治医の間で共有されることになりました．最終的には，5番目のポイント，つまりは「うつ」か「てんかん発作」かいずれを主訴として優先するかを決めることが当面は一番大事だということが，ご家族とご本人，主治医のさらなる話し合いで整理されました．このように最終的な論点が整理された結果，ご家族・ご本人は，ご家族が「大爆発」と呼ぶご本人の怒り発作が少しでもおさまるならてんかん発作よりもそっちの治療を優先したいと結論を出されました．ご本人も矛を収め最後には納得されて，主訴は彼女のいうところの「うつ」に決まり，治療が始まりました．

ゾニサミド[55]を中止した時点で激しい怒り発作は大幅に減り，フェノバルビタール[56]を中止し，フェニトインをカルバマゼピンに変更した時点でご本人の抑うつ感も随分軽減しました．幸いにも発作の頻度はほぼ変わっていません．

---

55) 広域スペクトラムな抗てんかん薬．ナトリウムチャンネル遮断作用，低閾値活性型（T型）カルシウムチャンネル遮断作用が知られている．巻末 小精神薬理学参照（⇒155頁）
56) 広域スペクトラムな抗てんかん薬．GABA受容体の活性化作用がある（⇒155頁）

COLUMN 8　評価尺度

　評価尺度（rating scale）は北米に端を発し今世紀になって精神医学を急速に席捲することとなった精神科アイテムの1つである．評価尺度には経過を観察するための尺度と診断のための構造化面接をするための尺度があり，経過を観察するための尺度を診断尺度と混同してはならないとされているが，しばしばその誤用も見受けられる．さらに経過を観察するための評価尺度においては，精神科ユーザー自身が自分で選択肢を選ぶ自記式のものと観察者が精神科ユーザーの様子を観察して記入するものとがあり，その区別も評価尺度による結果を解釈するうえでは念頭に置いておく必要がある．

　尺度には本来名義尺度（例：電話番号），順序尺度（例：震度），間隔尺度（例：湿度），比率尺度（例：長さ）の4つがあり，平均が意味を持つのは，間隔尺度と比率尺度だけであって，精神科で用いられる心理学的な評価尺度は全て順序尺度であり，その平均や標準偏差の意味は相当に限定して考える必要がある．たとえば先ほどのBDIでは，下図のような質問が21問あり，1問1問は0〜4点で加算され，合計が17点以上であれば専門家の診察を受けるように指示されている．しかし，たとえば問2で，「将来について悲観してはいない」（0点）と「将来に希望が

```
問1
0　憂うつではない
1　憂うつである
2　いつも憂うつから逃れることができない
3　耐えがたいほど，憂うつで不幸である

問2
0　将来について悲観してはいない
1　将来について悲観している
2　将来に希望がない
3　将来に何の希望もなく，良くなる可能性もない
```

コラム8　評価尺度の例

ない」(2点) の間には2点の隔たりがあり,「将来に希望がない」と「将来に何の希望もなく,良くなる可能性もない」の差は1点になるので,両者の差は量的には半分になっているが,これが定規で長さを測った時の1 cmと2 cmの違いとは全く異なった質の差であることは明白であろう.

こうした順序尺度である精神科における評価尺度を用いた数値を,比率尺度(たとえば糖尿病の血糖値)などと同じ質を持った数値と考えると大きな錯覚が生じてくる可能性があることに留意しておきたい.

家を建てたいという人が住宅メーカーにやって来られたとしましょう.来られたご家族のその時点での「主訴」は多くの場合は大変漠然としています.プロの営業マンであれば,来られたご家族に,予算や家族構成,通勤の便,好みの家などの聞き取りをするはずです.場合によっては,一戸建てが買いたいというご家族の最初の希望に対して,返済を考えるとマンションしか可能性がないという少し厳しい選択肢を示すこともあるかもしれません.この場合,「知」"savoir"は,営業マンのほうにあるという点は先ほど挙げた奇妙なアパレルショップの例と同じですが,先ほどのアパレルショップの例がそもそも精神科医の側と精神科ユーザーの間で「主訴」が違う方向へ向いているという精神科に独特の状況であったのに対して,ここで行われているのは(あるいは行うべきなのは),プロの知識を用いてお客の「主訴」をきちんとした現実の中に存在する「選択肢」に落とし込むという作業,もっというなら実現可能な「主訴」をお客さんの現在の状況と未分化な気持ちの中から掬い取ることだといえます.楠さんの怒りは,難治の側頭葉てんかんに対して精神的負荷のかかるゾニサミドやフェノバルビタールという抗てんかん薬を出すことで助長されていた可能性があるのではないかと私達は判断したわけですが,初診の時点の「主訴」は,現在の追い詰められたどうしようもない状況に対する困惑に由来する八つ当たり的な怒りという側面もあったと考えられます.ですからこの事例では,「うつ」と「てんかん発作」を両方とも何とかして欲しいが誰も何ともしてくれないという怒りに裏打ちされ,そのままでは解決不能な形で一塊

になってしまっている元々の「主訴」を，現時点で現実的で選択可能な別々の「主訴」に分けて落とし込むという作業を私達は行ったことになります．最初から，患者・家族の心の中に「言いたいこと」がきちんと言葉になってまとまった形で隠されていて，良い精神科医が優しく受容的に辛抱強く聞けば心を開いてくれてそれだけで患者・家族は自分達の「言いたいこと」を言ってくれるという，一般的なイメージは多くの場合は誤りです．初診時には複雑な問題であれば，多くの場合，何がいいたいかは漠然とした困惑の中にごちゃごちゃとくっついて溶け込んでいて患者・家族の心の中でもまだ言葉にできるような形を成していないことがほとんどだからです．

次の事例は「主訴」が初診の時点では先ほどの事例よりもさらに曖昧で，結局のところは精神科医との合作でしか「主訴」が成立しない事例です．

● 事例 15

清子さんは，60歳の女性で「今の先生の薬があわないので」と来院されました．紹介状も持参されず，独居で家族も友人も付き添いはありませんでした．「今日は，どういうことでいらっしゃいましたか」と尋ねると，「右手がしびれます．手の芯が冷たいんです」とお答えになり，要領を得ません．重ねて「今日は，てんかんの専門外来ですが，どういうお役にたてますでしょう」と尋ねると，「薬が多いです．Ｋメンタルクリニックの先生が自分は専門ではないからと…一人で暮らしていかなくてはいけないし…Ｓ病院に通っていたんですが，先生が代わって…薬のことを言ったら先生が不機嫌になって…」とやはり，話しは全く要領を得ません．Ｋメンタルクリニックの先生が「私が診てもいいんだが，専門家では兼本先生という人がいます．紹介状は書けないけどね…」と呟かれたようでそれを目当てにおいでになったようであること，何をして欲しいのか一向に要領を得ないけれど少なくとも3つ以上の病院をわたり歩いていて，処方に不満を持っておられるらしいこと，両親は亡くなっておられ身内の支援は全く期待できそうにないことなどなどが断片的なお話しの中から分かってきました．ここまでの私の感想は，「10年以上この方を診ていらっしゃった単科精神病院[57)]のＳ病院へ送り

返すのが良いのでは？ そちらのほうがこれまでの経緯も良く分かっていらっしゃるだろうし」というものでした．

しかし，抗てんかん薬が投薬されていますし，てんかん外来への来院なので，てんかん発作について聞かないわけにもいきません．「今，どんな発作がありますか」と尋ねると，「もう発作はありません」とお答えがありました．「ああ，それならてんかん外来でもう診る必要はやはりないか」と考えつつさらに聞いていると，「時々ものが遠くに見えたり近くに見えたりするだけです」とのお答えが付け加わりました．重ねて「ものが遠くに見えたり近くに見えたりするのは，どのくらい続きますか」と聞くと，「大体いつも2～3分です」という答えが戻ってきました．てんかん発作の前兆か，不定愁訴の一部かを判別する1つのポイントとしては，普段の体験とは際立って異質な体験が，特定の時点で明確に始まり，10分以内に（多くは数十秒から2～3分）終了するという見分け方があります．その異質な体験が，てんかん発作の最中に一定の頻度以上で体験され先人によって名前を付けられているような体験（既視感とか上肢部不安感など）であれば，その確率はさらに高まります．上記の体験は，遠近視"porropsia"[58]と呼ばれている現象で，時々外側側頭葉に起源のあるてんかん発作を持っている人が訴えることのある症状です．そこで，私はさらに重ねて次の質問をしました．「記憶が発作的に抜けることはありますか」という質問です．それに対して，楠さんからは「時々あります」という答えが戻ってきました．さらに「見え方の変わる発作の後で記憶が抜けることもありますか」と尋ねると，「はい」という答えが返ってきました．つまり，全体を総括すると，数分の遠近視体験の後に意識消失エピソードがステレオタイプに後続していると解釈することができ，てんかん性の前兆から複雑部分発作と呼ばれるてんかん発作が後続していると考えるのが説明仮説としては最も首尾一貫していると，ここでそれまで良く理解できなかった清子さんの訴えが霧が晴れるように

[57] 精神科単独ないしは精神科を補佐する内科が併設されている医療機関で，多くは大規模な入院病棟を持っている施設をこう呼ぶことが多い
[58] 20世紀初頭にKarl Heilbronnerが提唱．物が次第に遠くなって見える状態を言う．近くなる場合を"porromachropia"，初めから遠く見えて動きがない場合を"teleopsia"と呼んで区別する．不思議の国のアリス症候群の1症状であることもある

脳の論理で説明可能な訴えに変化したわけです．こうして1時間の苦闘の末にどうやら本物のてんかん発作がありそうなことが次第に明らかになってきました．そして，さらに1時間の苦闘の末に，図2-1に提示したような病歴を仕上げることができました．その結果，総括すると表2-3のような事態がここからは明らかになり，当初の元の病院へ送り返す案とは方向転換し，入院しての投薬調節を最終的には提案することになりました．

表2-4に投薬されていた中枢神経系の薬剤の一覧を提示してあります（この他にもたくさんの内科系の薬剤も投薬を受けていらっしゃいました）．Aは抗てんかん薬，Bは抗不安薬，Cは向精神薬です．持参された投薬内容からは，良く聞き分けないとてんかんの徴候とその他の不安感や不満の全般的な表出である不定愁訴が混在しているため，結果としてC系統の投薬が増えていったのではないか，さらに不安を抑えたり気持ちを安定させる作用を漠然と期待して，A′およびBのベンゾジアゼピン系薬剤[59]が大量に投与される結果となったのではないかということが推察されました．しかし実際には，知的障害がある人達にベンゾジアゼピンを一定量以上投薬すると脱抑制を起こして日常生活のパフォーマンスが悪化することがあるのが知られています．他方で長年てんかんを持つ人に投薬されているベンゾジアゼピンを減量ないしは中止する場合には，発作を一過性に誘発することがあり，さらには，大脳辺縁系[60]由来の意識消失発作に長期間罹患している人では発作が群発すると精神病状態[61]を一過性に引き起こすこともありますから，独居の場合，薬の減薬には基本的に入院対応が望まれるという当座の方針を提案することとなりました．

清子さんの最初の主訴「今の先生の薬があわない」は，それだけでは何

---

59) 汎用性があり，副作用も少なく不安を素早く改善するが，他方で依存性があり長期投与で慣れが生ずる傾向がある．常用量依存（処方された通りの量を守って飲んでも依存が生ずる）も問題となる．抑制性のニューロンであるGABA受容体を活性化する．巻末小精神薬理参照（164頁）
60) 大脳の内側に分布する領域で，記憶，情動の働きに大きく関与し，対象の自分にとっての価値づけに大きく関与する発達的に古い脳の領域．側頭葉てんかんの主要な発生源の1つ
61) 主に大脳辺縁系由来の発作後に時に起こる精神病状態．発作後精神病と呼ばれる．宗教的・性的色彩を帯びた激しいが一過性の精神病状態が特徴

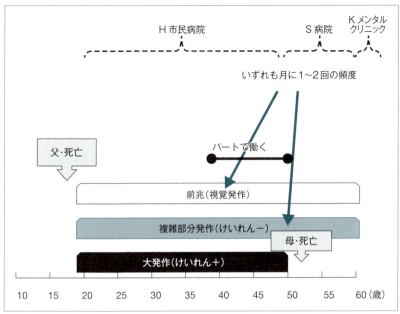

図2-1　清子さんの病歴図譜

表2-3　状況の総括

- 現在，複雑部分発作，単純部分発作があり，大発作は止まっている
- 発作に関しては本人はそれほど苦痛を感じていないが，投薬の負担は感じている
- 投薬は同効薬の投薬を含む多剤併用で，向精神薬の中には投与の必要性が明確でないものが含まれる
- 投薬が本人の認知機能をさらに悪化させている可能性もある
- 分かりは悪いが職歴もあり，きちんと説明をすれば共同作業は可能そう
- ただし，外来で薬を整理する間，リスクに注意を十分に払い，起こっていることを正確に報告するだけの知的能力はなさそう

表2-4　投薬内容

```
A）テグレトール（200 mg）    4錠
A）アレビアチン（100 mg）    3錠
A）ヒダントール（25 mg）     3錠
A'）ベンザリン（5 mg）       2錠
A'）ランドセン（0.5 mg）     3錠
B）デパス（1 mg）           1錠
C）リスペリドン（2 mg）      1錠
C）レスリン（50 mg）        1錠
```

を目標に仕事をすれば良いか全く漠然としていてそこから具体的なアクションを取ることは難しい状況でした．家族も同伴しておらず，紹介状もない状況を考えると，長年清子さんの診療を行ってこられたS病院へいったんは帰っていただくのが一番良い当座の解決策ではないかという最初の判断は基本的にはそれはそれで正しいようにも思えます．しかしてんかんに対する知識という1つの参照枠を当てはめて「主訴」を読み直すことで，「主訴」を別のテキストとして読み替えることができることをこの事例は示しています．なぜ，この読み替えにこれだけの時間がかかってしまうかといえば，てんかん学の知識というこちら側の予断が大きく介入しすぎると，精神科ユーザー側に暗示を与えてしまい，単にこちら側の空想の物語を押し付けてしまうことになる一方で，ひたすら受容的に傾聴を続けるとひたすら現状のしんどさへの訴えが堂々巡り的に訴えられどこまで行っても新たなテキストの読みは出てこないことがままあるため，いくつかの想定される「疾患像」というストーリーを念頭に置きつつ誘導尋問にならないように注意しながら，対面する精神科ユーザーの反応に柔軟に対応してこちら側の「疾病像」のいずれかの鋳型に落とし込めないかを慎重に探ることが求められているからです．そうした介入的な対話を通して初めて，新たな読みによる新たな「主訴」がようやくこうした事例においては浮かび上がってくるために，病歴聴取のために長時間を要することになるのです．こうした精神科特有の問診の仕方は第6章の125〜135頁で再度取りあげます．

第3章

枠組みをつくる，距離をとる

どのくらい来てもらい，どのくらい話してもらうか

　治療契約ということを精神科ではしばしばいいます．大抵の場合は，契約といっても成文化するわけではなくて口約束ですが，たとえば，週何回来院してもいいか，どのくらい時間をかけて話をすることができるかといった具体的な事項もそうですし，第2章の「主訴」は，何を目的に自分の診察に通ってもらうかを明確にする作業ですから，すでに治療契約の一部がそこでは始まっているともいえます．次の事例は，いつどのように来院するかが治療の最も中心的なテーマの1つとなった事例です．

●事例16

　熊木久美さんは31歳のスーパーマーケットのバックヤードの従業員です．月に何度かけいれんを起こしてその都度救急外来へ搬送され，時にけいれんが止まらず再々入院となるため，家族も主治医も疲弊して紹介になりました．けいれんが続くこともありますが多くの場合は，突然の数分間の全身のけいれんとともに意識を失い，意識が戻っても四肢の力が抜けて動けなくなるもので，体が動かない時間は短い時には数分間ですが，しばしば数時間も続いていました．血液検査，MRI，

57

脳波にも明確な異常は認められず，腰椎穿刺も行われましたが特に異常はありませんでした．当院に紹介される直前の数か月はあまりにも搬送が頻回で週に何回にもなり，当直医がその都度長時間対応に追われ，主治医はどの抗てんかん薬も有効ではなく，さらに家庭環境が複雑で，家族もご本人も長々と外来で不満を訴えられるため，担当の先生達が疲弊しての紹介でした．

　紹介してくださった神経内科の先生は，久美さんのお母さんに必ず付き添うように言い渡していただいて，そのおかげでお母さんは付き添っておいでになりましたが，「娘が倒れる度毎に迎えに来いと言われて毎回こうやって呼びつけられるのは本当にかなわない」「ここに通えと言われてもとても何回も付いては来れない」と強い口調でおっしゃいました．血のつながったお父さんは久美さんが幼い時に家を出て行ってしまっていて，何人かの義理のお父さんが出入りしていましたが，2年ほど前にお母さんは新しい男性と同棲を始め，この男性は久美さんが気に入らず，このため久美さんは家を出て自活をし始めました．今の発作のエピソードがてんかんとはうまく症状があわないことを久美さんとお母さんに説明し，発作時のビデオ脳波同時記録が確定診断をするためにはとても役立つことをお話ししましたが，長時間脳波のような余分なお金がかかる検査は絶対にやりたくないとお母さんは言下に拒否されました．久美さん自身も入院のための休暇願いを上司にとても出せないと言われ，結局，ビデオ脳波同時記録はできませんでした．久美さんは1日6時間バックヤードで働き，特に肉を小売り用に適当な大きさに揃える仕事を長時間やっていました．これは重労働で離職が多く，職場はいつも人手不足の状態でした．

　久美さんは一生懸命やっているのに，仕事が遅い，怠けていると上司の人からいつも怒られるのが苦痛だとおっしゃっていました．私はお母さんにできれば発作の時の動画を撮っておいてお母さんが来られなければ久美さんにそれを持たせて欲しいとお願いし，久美さんには私が外来をしている火曜日，木曜日，金曜日は必要ならいつでも来ていいからとお話ししました．それからお母さんと久美さんに，てんかん発作ではない可能性もあるので，もしそうなら，運び込まれた時にお母さんは必ずしも迎えに来なくても良いと思うともお伝えしました．

それから何回かの受診で，久美さんの知能指数は 68 であること，動画で記録された心因性の発作は心因性の可能性がとても高いということが確認できました．それから直属の上司に連絡し，久美さんは怠けているのではなくて精一杯やって今の状態であること，叱るよりも褒めたほうがおそらく働きは良くなること，彼女のいつもの発作は心配ない発作なので起こっても自然に回復するから必ずしも救急車を呼ぶ必要はないことなどを説明しました．当初，久美さんは週に 2 回は受診され，職場の不満をぶつけており，ひと月に 1 度は道で倒れたり，地下鉄で意識をなくして救急搬送されていましたが，半年後になると受診回数は月に 1 度になり，今肉の切り方を新人さんに指導していると誇らしげに報告されるようになりました．最初の受診から 2 年後には久美さんの受診は 2 か月に 1 回 5〜6 分程度の定期受診となっています．

ちょっと余談ですが，けいれん"convulsion"という用語は，特にアメリカのてんかん学会では不正確な用語として廃絶を目指されているといわれています．しかし，まず「けいれん」している人が救急外来に搬送された時，それがてんかん発作かそうでないかが最初から分かる人ばかりではありません．体の一部ないしは全体がカクカク，あるいはバタバタ揺れている場合，ユーザーと医療者のとりあえずの共通言語は「けいれん」という用語しかない場合はままあります．とりあえず，体がカクカクして震えている人を「けいれん」と呼んでおき，そうした状態をこれから正解を埋めるべく空けられている答案用紙の空欄だと考えておくのが良いのではないかと個人的には思っています．

さて本題に戻りますが，久美さんと医療機関との関係が緊張してしまった最も大きな原因は，頻回の来院でした．精神科領域では，話しの長さや受診回数，受診時間に制限を設けないと診療を大きく妨害するような規模で頻回の受診や長い面談の要求が生じてしまうことが稀ではないので，受診の回数や時間を治療契約と称して制限することはそれほど珍しいことではありませんが，身体科ではもちろん受診回数を制限することは原理的には困難です．なぜなら次の受診までに思いがけない危ないことが起こっていないという保証がないからです．久美さんの発作が心因性のものであることを紹介元の身体科の先生方も漠然とは感じておられ，そのことが久美

さんの発作に長時間対応することに対する徒労感をさらに強めていた可能性もあります．「心因性の発作」であるということをユーザー本人あるいは家族に言うことが意識的・無意識的に躊躇われてしまうために，腫れ物に触るような扱いになってしまい，「またか」と受診時に対応する担当者が感じてしまうのが一番望ましくない状況だろうと思われます．

　今の時を何とかやり過ごすという救急の対応ではなく，誰かが覚悟を決めて自分の受け持ちとして受け入れ，俯瞰してみた時に何がこのユーザーのために一番良いかを立案することが必要となります．第一には，漠然と「心因性の発作」ではないかと感ずることと，ほぼ全ての発作がかなりの確度で心因性のものだと動画などで確認し，ユーザーおよび家族とその認識を共有することとは別のことです．一歩踏み込んでこの発作がおおよそてんかん発作ではないという認識がある程度家族・ユーザー側と共有できれば，たとえば私達が行ったように，頻回の受診の際に話せるようになるまで外来のベッドで休息してもらい，話せるようになったら合図してもらうといった対応も場合によっては可能になります．また迎えに来てもらう必要も必ずしもなくなるので，家族への負担も減り，何度来院してもらっても誰も大きな負担にならない体制を構築することができます．受け入れる医療機関側の負担が減れば，来ていただくことを歓迎できる体制が整いますから，「どうぞ来たい時には来てください」ということができるようになります．受け入れてもらえないかもしれない，受け入れてもらえない場合はどうしようというご家族とご本人の不安が発作の数を増加させていることもままあるため，多くの場合は，受け入れ態勢を整えるだけでこうした知的障害に伴う心因性の発作を大幅に軽減できる場合があります．

　心因が大きなウェイトを占める場合，治療には比較的長い時間がかかる傾向がありますから，まずは，お互いにとって最も負担がかからず，実現可能な時間の取り方はどのようにできるかを初診の時点でユーザーと一緒に考えることが必要になります．心因性の精神疾患だけではなく，内因性の精神疾患にしても，身体科と精神科が異なるのは，A）そもそもこのユーザーはどのくらいの期間通院する必要があるのか，B）ではその必要期間の間，このユーザーはここに通院が可能なのか，C）その必要期間の間，このユーザーが必要としている時間を提供できるだけのキャパがこの医療機関および自分にあるのか，の3点を常に念頭に置いて初診を行う必要が

あるからだと思われます．

どんな時にそれ以上の通院を断るか

治療契約という言葉を聞いて一番良く連想されるのが，「リストカットをしたらここではもう診れません」といった約束ですが，その悪い見本を次に示してどこが悪かったのかを考えてみたいと思います．

◉事例 17

明美さんは 24 歳の美容師さんです．心療内科で 3 年間治療を受けた後でリストカットをしてしまい，「リストカットをしたら他院へ行ってもらう」という初めの約束があったこと，首の反り返る状態がもしかすると身体疾患ではないかという鑑別診断のために以前から一度紹介はしたかったという理由で，当院へ紹介されていらっしゃいました．明美さんは当院で初診の時点では言葉が喋れず筆談しかできず，さらに歩く時にも仕事をしている時にも首が後ろに反り返ってもとにもどらなくなり，休職中の状態で来院されました．心療内科の先生には 3 年間良くしてもらったのに約束が守れず申し訳なく思っているとおっしゃっての来院でした．リストカットは高校生頃から時々してしまうことがあるらしく，血が流れるのを見ると心が落ち着くとのことで，長いことやっていなかったのが，ついこのあいだしてしまい，先生に言ったところ，当院への紹介となったとのことでした．明美さんのご様子からは紹介元の先生を慕っておられそこへ通院ができなくなったことに対して明らかに気落ちしているのが見て取れ，首の反り返りと言葉が喋れない症状[62]は紹介以降相当悪化していました．

「リストカットは切りすぎると来院して縫わなくてはならなくなったりして大変ですから，もしどうしてもやらずにいれない時でもほどほどにしておきましょう」と提案し，臨床心理士の先生にお願いしてカウンセリングを開始しました．筆談はできるだけ行わず，嗄声でも聞き取れ

---

[62] 精神科用語では失声症 "aphonia" と呼ぶ．心因性で声が喋れなくなる症状．優位大脳半球（右利きの人は左）の言語領野の損傷によって起こる失語症は，言語理解や書字言語もともに一定程度は障害されるのに対して，失声症は発語だけができなくなるのが特徴

ることはできるだけ音声でやり取りをするようにしました．今でも定期的にカウンセリングは続いていますが，半年ほどで症状はなくなって仕事に復帰され，美容師として今でも働いていらっしゃいます．

「リストカットをしたらここではもう診れません」という約束と「自殺の可能性が高いと考えた場合はここでこのままでは診れません」という約束とは一見似ているように見えます．後者の場合，たとえば街のクリニックで「自殺を防ぐための閉鎖病棟という道具がないので，道具のあるところで診てもらうしか今のあなたの命を守る方法はない」という説明は，説明した通りの内容が意図されています．これに対して「リストカットをしたらここでは診れない」というルールはそうではありません．というのはリストカットは実際には自殺企図でないことが多いからです．「リストカットだって，自殺につながるサインの場合もあるじゃないか」という反論はもちろんその通りですが，その確率は相対的に低く，実際の自殺企図につながるサインとしては，リストカットよりももっと切迫性の高い指標がいくつも存在しますから自殺予防のためというのであればそちらをむしろ指標として用いるべきでしょう．ですから，「リストカットをしたらここでは診れない」というルールは，単なる経験不足の産物でないのだとしたら，実際には自殺の防止のためのルールではなく，たとえばリストカットをするようなユーザーに体よくお引き取り願うためのルールといった表向きとは異なる目的で使われることになります．リストカットをしたら診れないというルールは，ピアスを開けたら，あるいは髪を金髪にしたら停学とかいった学校に良くあるルールにむしろ似ていて，精神科での治療契約に一見似ているようではありますが，実際には種別の異なったルールなのだと思います．医療側がきちんとこのことを意識してユーザーとしてコストパフォーマンスの良い人を選別しようという意図からこのルールを決めているのであれば，適否は別としてそれはそれで1つの戦略としてはありだと思います．しかし，たとえば糖尿病の人に毎日の運動を勧めるのと同じように，その人のこころの健康を増進し，自殺を防ぐのに役立つルールだと信じて自分のためでなくユーザーのために「リストカットをしたらここでは診れない」というルールを決めたと思っているのだとすると，無意識の意図と意識的な意図とが食い違っている可能性があります．

本来の治療契約は，お互いの関係を保つための必要最小限のルールとして提案されるものです．実際に精神科臨床では，目の前の精神科ユーザーをどのように手助けしてよいかの目途がつかないことはそれほど珍しいわけではありません．そうした時に，安易な受け入れが大きな負担を病棟スタッフおよび本人・家族に強いるばかりで誰にも益をもたらさないこともあります．例外はありますが，枠組み作りの際に，なぜ目の前のユーザーを今手助けできないのかをそれぞれのユーザーと一緒に虚心坦懐に考えるのが，本来の意味の治療契約であって，スカートの丈を一律に膝下〜cmと決めるようなルールとそれは違うと思っています．

受け入れに精神科特有の覚悟が必要となる場合
──身体合併症

では精神科において，どう手助けしてよいか目途がつかない場合とは実際にはどのような事態があるでしょうか？　典型的な場合は，先ほどの自殺の可能性が高い人をクリニックでは診れないといった場合のように，現在の自分の置かれている現場の性格から，その問題を引き受けることに無理がある場合を挙げることができます．身体合併症がからんでいる場合，暴力性が一定以上で今の自分の働いている環境ではその暴力性を職員・入院他患者の安全を確保しつつ管理することができそうにない場合，介入するためにはユーザーの自由意思を制限する必要があるが，現時点ではその要件がととのっていない場合などを代表的な例として挙げることができますが，自由意思の制限が必要な場合は次の章で取り扱うことにします．最も頻度の高い身体合併症がからむ例では，第1章で最初に挙げた制限型摂食障害，妊産婦さんの精神病状態，身体合併症を伴う心因性非てんかん性発作などを挙げることができます．常に死が隣り合わせにある最重度のステージにある制限型の摂食障害の事例を，集中治療室のない施設で治療するのは医療スタッフに大変な心理的ストレスを与えることになります．したがって，一定以上の死亡の可能性がある摂食障害例は，精神科病床を持つ総合病院で加療することが望まれますし，そうでない環境で働いている場合，引き受けるためにはユーザー側との様々な細かな取り決めが必要となるだろうと思われます．

次の例は心因性非てんかん性発作が身体合併症ないしは多彩な身体的鑑

別診断を必要とした症例です.

◉ 事例 18

恵理子さんは 20 代後半の元医学生です．海外交換留学制度などを使って外国で研修するなど元来活発な性格でした．医学部 5 回生の実習中に突然倒れ，その後数時間意識が回復しないエピソードがあり，詳しく調べてもその原因は分かりませんでした．そのあくる日には歩行不能に加えて尿閉になりましたがやはり身体的な原因が見つからず精神科に紹介されました．紹介先の精神科では今度は精神科の病気だとは思えないからと内科医院に紹介され，そこで内分泌疾患ではないかと疑われてまた別の総合病院へ再び紹介になりました．総合病院でもう一度検査をやり直しましたがやはり原因疾患が見つからず，発症後 4 か月目には再びおしっこが出なくなり，発症半年後には持続的に膀胱にバルーンカテーテル[63]を挿入する事態となりました．さらに持続的に点滴をして水分補給をしないと痛みが止まらない状態となり，結局 1 年近くの入院後，退院間近になって，今度はけいれん発作が出現しそれが止まらない状態となります．脳波異常も指摘され，「てんかん発作」重積状態が繰り返すということで，さらに退院ができない状態となってしまいました．てんかん発作の精査のため紹介となりましたが，発作が重積すると酸素濃度が落ちる．そして発作重積がいつ起きるか分からないという理由で，予約していた日にちの 2 週間前に発作止めの点滴静注をしながら救急外来経由での初診となりました．

初診時，けいれんが持続的に起こっており，閉眼し受け答えができない状態でしたが，けいれんは振戦[64]様で明らかにてんかん性のものとは異なっているように見受けられ，すぐに行った脳波検査で捉えられた発作時の脳波にも異常がなかったため，本人および付き添いのご家族にこれはてんかん発作ではない可能性が高いことを告げ，発作止めの点滴は

---

[63] 先端が風船状になっていて膀胱内に入れてから膨らませ管を抜けないように留置するための器具．自力で排尿できない場合に用いる
[64] てんかん発作では，関節の屈曲ないしは伸展のみが能動的に起こり，その逆方向は受動的だが，振戦の場合のふるえは両方向とも能動的に起こり見た目が違う

第3章 枠組みをつくる,距離をとる

とりあえずやめるよう指示しました.入院を希望されたため,「てんかんかどうか,抗てんかん薬が必要かどうかは入院すればおそらく決着できると思いますが,今回の入院で解決できる可能性があるのはその1点だけで,入院に必要な期間はその場合,最長でも1か月程度だと思います」というお話をし,了解されたので入院となりました.入院後,点滴の刺入部が少しでもずれると激しい痛みがあり,しかも刺入部に感染傾向がみられたため,泌尿器科,腎臓内科の先生にお願いし,現在の身体疾患の状況を確認したうえで,痛みと点滴による水分補給は身体医学的には説明がつかないことを説明し,点滴は抜去し,抗てんかん薬も中止しました.その上で,「症状の一部は体ではなくて今の状況に対する気持ちのしんどさから来ているかもしれません.少なくともてんかん様の症状の一部はてんかんではなくて心因性の発作でした.お近くのことですから1週間か2週間に一度くらい通って来られるのであれば,うちでカウンセリングをしてみることにも意味があるように思います」と提案しましたが,「ありがとうございます.てんかんでないことがはっきりとしたなら,良くしてもらっているかかりつけの先生のところで診てもらいます」と希望され,当科での治療は終了となりました.抗てんかん薬は入院時に中止しましたが,それまで連日起きていた発作様の運動は入院以降退院までは起きませんでした.

　恵理子さんの場合,てんかんの専門的な知識,泌尿器科および腎臓内科と密接に連携できる環境がなければきちんとその症状に向き合い,引き受ける準備はできないというべきでしょう.自分の専門外の身体疾患については多くの場合精神科医には通り一遍の知識しかありませんから,ユーザーや家族の方のほうが,自分の知識を上回ることは決して珍しくはありませんし,訴えが身体的に十分可能なものかどうかという高度な判断は,その分野の専門家と密接に連携しなければ大抵は得ることができません.医師が患者・家族よりも知識がないこと,あるいは身体的な訴えの原因を説明できず,かつ身体的な訴えを何らかの手段で解消できないことは,当然のことながら医師の側には罪悪感を引き起こしますから,普段にもましてユーザーやご家族の方のご希望に添って行動したいと思う素地が形成されます.結果として,ユーザーやご家族は病院という閉鎖空間の中で,自

分の要求の多くが通る司令官のような立場を獲得することになり，病院のスタッフはそれに隷属する召使のような感覚を味わうことになります．この司令官の感覚の獲得はある種の高揚感を伴うこともあり，場合によっては疾病利得ともなります．しかし他方でユーザーやご家族が本来望んでいることは，自分達の要求に迎合してもらうことではなくて，専門知識によって現在の状況を改善してもらうことですから，自分達の要求をそのまま受け入れてしまう医療側に対して，同時にもたらされる感情は失望と不安，そこから派生する怒りということになります．こうした状況では医療スタッフの側は常に無能を叱責され，自分達を医療訴訟という懲罰を恐れる召使のように感じることになりますから，大きな苦痛を味わい続けることになり，基本的な情緒としては両者の間には憎しみが生まれる素地が形成されます．ただ実際にはこのケースでは，恵理子さんが長期入院されていた近隣の病院では長期間にわたる治療経過にもかかわらず恵理子さんはスタッフとも主治医とも随分良い関係を築いていらっしゃったので，これはもちろん潜在的な可能性のことを言っているだけです．

　神田橋先生[65]と以前ご一緒する機会があった時に，若い先生が「相手に振り回されないようにするにはどうすれば良いでしょうか」と質問されたことがありました．それに対して神田橋先生が，「振り回されたらいいじゃない」とおっしゃったのがとても印象に残っています．治療を引き受ける際に，予想される事態に対してルールを厳格に定め，ルールに従って超然として行動していれば，医療者側が傷つく可能性は大きく減ると思いますし，心が乱されることも少なくなると思います．恵理子さんの例でも，最悪に備えて「てんかん以外の問題の解決には関わらない」「入院は1か月」といった基本的な治療契約を最初に結んでから治療を始めています．医療者側は，ユーザー側の要求にいったん屈すると，さらに次々に要求に屈しなければならない無限連鎖が生まれ，極端に言えば組織が崩壊するのではないかという恐怖にとらわれるために，境界線を引き（つまり治療契約を結び）そこを死守しなければという気持ちになりますが，むろんそれは組織防衛のためであって，ユーザーの最大の幸福の追求ではありませんか

---

[65] 神田橋條治（1937-）．精神科医・精神分析家．症例検討会を通して卓越した精神療法的洞察を全国に広め，私淑する精神科医も多い

第3章 枠組みをつくる,距離をとる

ら,ユーザー側はこの境界線を越えるか越えないかが,医療者側が本当に自分達のことを気にかけてくれているかどうかの証明であると感じ,そこからこの一線をめぐる攻防が始まるのは無理からぬところです.治療契約という防衛線を張り巡らすことを忘れて,この戦闘を開始した医療者側は,自身の陣営がどこまで後退してもさらに攻撃され続け破壊される恐怖におののくことになりますから,しばしば医療者側はこの防衛線を頑なに守ろうとしてしまいます.

神田橋先生の「振り回されたらいいじゃない」という言葉が精神科医にとって逆説的かつ新鮮に響くのがなぜかを理解するにはこうした背景知識が必要です.そしてこの言葉を噛みしめるためにはまずは何のためにこの戦いを始めたのかの原点に戻ることが必要です.この戦いに参加することを医療側が決めたのは,自らの防衛線を守るためではなく,恵理子さんの最大幸福を追求するためだったはずです.できるかどうかは別として,恵理子さんにとってより幸福な選択は何かということにまずは一息ついて戻ってみる必要があります.恵理子さんは「私はてんかん発作の重積状態になっていて,ミダゾラムの点滴をやめると呼吸状態が悪化し,死の危険にさらされます.だからミダゾラムの持続点滴が必要です」という状態でまずは来院されました.そもそも契約していた初診日の2週間も前に,しかも当院の外来の防衛線をスキップする形で,救急受診されているのは杓子定規に解釈すれば契約違反ともいえますから,「予定された初診日に来てください」と今日のところはミダゾラムを点滴したままお引き取りを願うこともできたかもしれません.ユーザー側に何らかの悪意があればこの対応もありだと思います.しかし,①この時点でてんかん発作様に見える発作はてんかん性の発作はではない可能性が高いこと,②幼児期の一部の発作を除いててんかんの発作で身体的危険が生ずるほどの無呼吸が生ずる可能性は低いこと,③ミダゾラムの点滴の継続は医療への抜き差しならない依存のための新たなアイテムになる可能性があることなどから,ここは再度治療契約の結びなおしをすることが生産的かつ可能ではないかと推察されました.

腎臓病に関することや泌尿器科疾患について私達精神科スタッフは明らかに恵理子さんよりも知識はなく,専門家の助言がなければ判断ができないことや①②のいずれも可能性があるというだけで間違っているかもしれ

ないということは正直に恵理子さんとご家族の前で認めました．しかし，医療スタッフを操作可能な自身の体を利用したアイテムをもう1つ増やしてしまう結果となる可能性のあるあらたな医療的な侵襲（てんかん重積の治療）は，恵理子さんのためにならない気がするという③の点についても話題にすることが，恵理子さんの幸福への小さな一歩としては必要ではないかという気もしていました．1つの結論を予め決め，それが守れるかどうかで治療関係を開始できるか，あるいは継続できるかという固定された防衛線として治療契約を考えるのではなく，今の時点でユーザーにとって一番いい選択肢はこれではないかという提案をテーブルに乗せ，自分の施設でできることとできないこと，分かっていることと分からないことの制約を受けながら，ユーザーにとって役に立つように医療者側も変化する余地を残しておくことが「振り回されてもいいじゃない」という神田橋先生の言葉の意味ではないのかというのが私の解釈です．しかし，医療者側の安全保障が崩れるようでは，いずれにしてもユーザーにとっても良いことは何も起こらない結果となります．お互いが肉体という制約をもってこの世に生きている物理的な存在であるという厳然とした事実が，おのずから医療者側が変わりうる限界を決めることになるのだとも思います．さらに言えば自分自身の力量も含め施設毎にできることとできないことの範囲は当然変わるだろうとも思います．神田橋先生の発言は，精神科ユーザー側だけでなく医療スタッフ側も対話を通して変化する弁証法的対話[66]の余地を残しておくこととも言い換えることもできるのではと思います．恵理子さんの事例では私達はてんかん発作の有無について確認し点滴を除去するという頼まれた最低限の仕事はしましたが，本来の精神科医としての仕事は紹介元の先生の手にお返しする形となり，最終的に私達のしたことが恵理子さんの幸福に少しでもお役に立てたかについては確信が持てないままです．次は暴力性の話しに移りましょう．

---

[66] 対話をしながらお互いが自分自身の主張に否定的な相手の論点を取り込み，自身の論点をより統合的な方向へ変化させていく対話法

受け入れに精神科特有の覚悟が必要となる場合——暴力

● 事例 19

　浅沼光太郎さんは，40 歳代の元トラック運転手の方です．元来壮健で対人関係も問題のなかった方ですが，荷物の運送中に交通事故で腰椎圧迫骨折になって，その後背中の痛みのために仕事ができなくなり，様々な消炎鎮痛薬，プレガバリン[67]，SNRI[68] などが処方されましたが痛みはおさまらず，麻薬のフェンタニル[69] が痛みの治療のため投薬され，フェンタニルがないと痛みで夜も寝られなくなってしまわれました．減量しようとすると痛みの増大のため猛烈に抗議されるため，相当量が結果として継続的に投薬されることになりました．そうこうしているうちに，痛みの治療開始から半年後に労災申請の診断書のことで，担当の整形外科の先生と言い争いになり，殴りつけてしまったうえにその先生を追いかけまわしたため，その病院を出入り禁止になって当院の整形外科を受診されました．ご家庭では暴力こそ振るわれないものの，少し自分の考えと違うことを家人がいうと激高されて怒鳴り続けるため，奥様が疲弊して家財が壊されたのをきっかけに息子達が羽交い絞めにして当院に緊急受診されました．

　腰痛のため走れないとはいえ，浅沼さんはがっしりとした体つきの壮健な方で，無理やり受診させられたことにもちろん激怒されており，時々全身を震わせて息子 2 人を振りほどこうとされていました．その怒りはともかく尋常ではなく，当直の担当医は，このまま家に帰したら奥さんか息子さんを殺してしまうのではないか，でもここで入院させると自分が殺されるのではないかと思ったと症例検討会で報告していました．怒ると顔は真っ赤に紅潮し体中の筋肉が張り，筋骨隆々とした 2 人の息子の手を今にも振りほどこうかという様相だったそうですが，とうとう逡巡しながらも，疲れ果てた奥様の様子を見るに見かねて，当直担

---

[67] カルシウムチャンネルに働きかける比較的新しい疼痛治療薬の 1 つ．安全性が高い
[68] 抗うつ薬の一種．デュロキセチン，ミルナシプランなどが疼痛治療に用いられる．巻末小精神薬理参照（⇒163 頁）
[69] 合成麻薬の一種．鎮痛作用は高いが，モルヒネなどと同様依存が生じる

当医は入院を決意します．守衛さん，当直看護師，当直事務員，ERに詰めていた研修医など総勢10人以上を集め，担架に縛って保護室へと搬送することになりましたが，守衛さんは途中で手を噛まれて負傷し，何人かは蹴られてあざができました．入院後も拘禁されたことに対して持続的に激しく怒りを担当医にぶつけられ，抑制帯で抑制しておかないとスタッフに危険が及ぶ状態が続きました．

　もともとは穏やかな性質の人であったこと，SNRIが継続投与されていたこと，30代の頃から数年に1回くらい数か月の単位で原因なくちょっと元気がなくなる時期があったことなどから，双極Ⅱ型障害（⇒コラム9 双極Ⅱ型障害，72頁参照）の可能性を主治医は考え，SNRIをまずは中止し，リスペリドンを3～4 mgほど入れたところ，乱暴な言動が目立たなくなったため，抑制を解除し，入院後2週間目には保護室を出て一般病床にうつります．ところが主治医が回診中に以前の整形外科の先生とのやり取りを問診したことをきっかけに，急に再び顔を紅潮させ両腕の筋肉をぶるぶると震わせて怒り出し，「せっかく嫌なことを思い出さずに落ちつきかけていたのにおまえが不適切な質問をしたので前の気分に戻ってしまった．今後起こることは全ておまえの責任だ」と言い出し，主治医の変更を激しく要求する事態となりました．反応の予測ができないという症例検討会での意見も踏まえ，再度保護室隔離とし，拘束も開始したため，浅沼さんの怒りをさらに主治医は買うことになります．そうした状態が続くため，これ以上当院で診るのは難しいのではないか，もっと屈強な看護師がたくさんいる病院へ移したほうがいいのではないかという提案も症例検討会では出ました．

　主治医は脳波が7～8 Hzくらいに徐波化[70]していることを根拠に，フェンタニル投与による脱抑制も病像に影響を与えているかもしれない，前医の整形外科医への偏執的な的外れの怒りの持続を考えると他の病院へ転送しても退院後恨みに思って当科へ「お礼参り」に来るかもしれず，いずれにしてもフェンタニルを投薬したままでは他院への転送も難しいと他のスタッフをカンファで説得し，フェンタニルを減量するま

---

[70] 成人覚醒時の基本的な波の速さは9～12 Hzで，これより遅いと脳機能の障害の可能性が示唆される

で当科で入院のまま経過観察をすることとなりました．2～3週間は主治医だけには大変に攻撃的な態度をとる状況が続いていましたが，結局，最終的にはフェンタニルは中止でき，脳波も正常化し，全行程で3か月の入院になりましたが，感謝の言葉を残して穏やかに退院されることになりました．

　暴力には適切な組織上の制御装置がなければ基本的には対抗できません．浅沼さんの事例は解釈の余地のあるところですが，主治医の症例の読みは，慢性疼痛の治療に対して用いられた2つの薬剤が相乗的に作用して現在の激しい攻撃性を引き起こしているのではないかというものでした．まずは双極Ⅱ型障害を背景にしてこれがSNRIで躁転し，混合状態というエネルギーが非常に高まってはいるが不機嫌で攻撃性に満ち満ちた状態に浅沼さんを陥らせ，さらにフェンタニルという麻酔用鎮痛薬が脱抑制[71]を誘発してこの攻撃性の歯止めがなくなった状態となったのではないかというのがその診断です．確かに結果として正解は，主治医が行ったように，「これら2つの薬剤を整理・中断する」だったのですが，これを実際に実行するためにはいくつもの関門があります．

　第一の関門は，これだけの攻撃性を向けられた状態で，症状の読みを冷静に行うことの困難さです．たとえばせん妄とかてんかん発作後のもうろう状態のように，明らかに人間としてのやり取りが困難になっていて誰の目にも脳の著しい機能障害が明らかな場合には，暴力的であっても医学的な出口が初めから分かりますから，医療者は比較的落ち着いて対応することができます．しかし，この事例のように最初の入り口で本来は警察対応をすべき事例なのかそれともやはり医学的な解決がありうるのかの判断が明確には分からない場合，引き受けるかどうかの決断には大きなストレスが伴います．

　第二の関門は，後難の恐れをどの程度感じるか，どのくらいの期間暴力的な言動に耐えれば良いかの見通しです．せん妄とかてんかん発作後もうろう状態の場合，あるいは発作後精神病[72]の場合も含め，脳の機能がある程度解体されていることが誰の目にも明らかな場合には，相手は個人の特

---

71) 薬剤などによって脳の行動制御能力が損なわれた状態．アルコールを飲んだ時の状態はその一つのプロトタイプ

COLUMN 9　双極II型障害

　双極I型障害は，かつての躁うつ病とほぼその病態は重なり合うが，双極II型の躁状態は軽躁状態と呼ばれ，必ずしも作業効率などは下がるとは限らず，エピソードあたりの持続時間も短く設定されている．しかし，双極II型は単なるI型の軽症型あるいは不全型とは言えない特異性を臨床的には示す．I型の躁状態は喧嘩早くはあっても典型的には気分明朗で少なくとも極期になって関係念慮や錯乱性の精神病といった精神病性の病像を示さないうちは，金遣いが荒かったり性的逸脱行為があったりと本人のその後に社会生活に大きな影響をもたらしてしまうようなマイナス面はあるものの，本人のやりたいことを妨げさえしなければ一緒にいて不快ではなくむしろ愉快であったりすることも少なくない．気の利いた贈り物をしてくれるのもこうしたI型の人の特徴的な振る舞いであろう．これに対して，II型では典型例では躁状態といっても混合状態を示すことが多く，不機嫌で一触即発の様相を呈し，自分に気に入らない人や事柄を執拗に追及し責め立ててくるので，周囲の人（家族や同僚）は大きなストレス下に置かれる．医療関係者も同席すると一時も気が抜けず，迫力もあるので面談が得てして苦痛となるのが典型である．医療関係者の苦痛の裏返しとして，こうしたII型の中核群に対しては，自己愛性人格障害といった病名をつけて医療の対象外としてしまう医療者側の行動化が起こりやすい．

　さらに，I型と比べるとII型は，疾病としての範囲が不鮮明で，DSM-IVではその有病率は0.5％の頻度とされていたものが，DSM-5では5％と，10倍もの開きがあり，基本的にはI型が比較的均一な病像を示す人達の集団であるのに対してII型は反応性の病態までも広く含む緩い概念であり，過剰診断にも過少診断にも傾きやすい．コラム11参照（⇒92頁）．

---

72) 大脳辺縁系由来の意識消失発作が群発した後で，1日前後の無症状期を経て，錯乱性の激しい精神病が起こる状態．通常は10日以内には通常自然寛解する

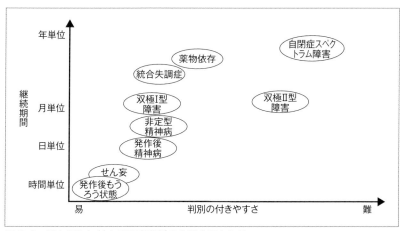

図 3-1 暴力行為に対する医療者側の心理的ストレス

定ができませんし，一過性の状態であることが医学的に分かっていますから，少なくとも後難を恐れる必要はありません．しかし，自分が攻撃性を向けられて身の危険を感じる状態で相手の意に反して強制治療を行った場合，個人的な恨みを買って後難を恐れなければならないといった状況が予想される時には，少なくとも個人の資格でそうした相手を受け入れることは大変難しく，組織的な対応が可能であることが必須の状況となります．

　第三の関門は周囲の協力でしょう．家族の協力は必須であって，浅沼さんの場合にはご家族が全面的に協力的でかつきちんと理性的に話し合いのできる方達であったので良かったのですが，もし家族が危機的な現在の状況を理解せず，医療者側に全責任を転嫁してくる状況であればこうした困難な事例を生産的な形で引き受けることは実際にはとても難しくなります．浅沼さんの主治医はこうした様々の困難を十分自覚したうえで引き受ける覚悟をしており，これがなかなかに難易度の高い治療であり，精神科医の勇気をためす事例であったことは，多くの精神科医が賛同するところではないでしょうか．

　図 3-1 に病態によって医療者側が受ける暴力行為におけるストレスの大きさを概略的に図示してみました．初診の時点での医療者側の心理的ストレスは，疾病によるものかどうかの判断の付き辛さと状態の持続の長さの積だと考えると分かりやすいかもしれません．図の右上に行くほど医療者側の心理的ストレスが大きいのではという印象があります．

第4章

人権を制限する

精神科医にとって心理的負担になる強制治療とそうでない強制治療

現在の日本で人権の制限が合法的に行われるためには，刑事訴訟法による刑罰，民法に基づく親権，精神保健福祉法（⇒コラム10 精神保健福祉法，76頁参照）に基づく強制治療の3つの方法しかありません[73,74]．この本の最初のところで触れたように，基本的には当事者が当事者能力を有しているかどうか，つまり自分で自分のことが判断できるかどうかがこの場合，問題となります．後見人制度と人権の制限もやはり密接な関係があり，精神科医がしばしば関わるところです．

●事例20

立木紀子さんは，30歳女性です．第2子の出産で当院に来られ，3,200gの男児を無事出産されて出産後1週間ほどで退院されました．ところが退院後1週間ほどしてから急に笑顔がなくなって何をするの

73）コラム10（⇒78頁）参照
74）第1章（⇒5頁）で触れたように感染症法による強制治療が厳密には加わる

第4章 人権を制限する

も億劫になり，様子がおかしいのを心配したご主人が近医メンタルクリニックを受診させたところ，SSRI[75]の処方が始まりました．しかしメンタルクリニックを受診したあくる日に午前中に20回もご主人の職場に安否確認の電話をしてきたので，心配したご主人は立木さんの実家に連絡をし，お母さんが付き添うことになりました．しかしお母さんが目を離した隙に赤ちゃんを連れて裸足で家を抜け出し，慌てて探しに出ると近所の公園で呆然と立ち尽くしており，赤ん坊は公園の砂場に置かれて泣いていました．お母さんが何を聞いてもぶつぶつ小声で「もうだめ，もうだめ」というだけでした．そのまま救急車で当院へ搬送され，本人の同意を得ることができない状態であったので医療保護入院（⇒コラム10，76頁および78~80頁脚注参照）となりました．当日はオランザピンという薬剤を10 mg筋注し，全く疎通がとれない状態であったので隔離室に隔離をしましたが，一晩眠ったあくる日には焦燥感は消え，落ち着かない様子ではあるものの問いかけには普通に答え，やり取りができるようになり，3日後には隔離室から一般病床へ移ることができました．1週間後に外泊した際に再び軽い焦燥感が出現しましたが，2週間目の外泊時には特に焦燥感もなく外泊できたため，そのまま退院としました．実家の母親にはその後1か月は赤ちゃんと本人についてもらい，生後半年後まで地域の保健師さんが1週間に1度訪問をして様子を見守りましたが，その後は全く問題なく経過しました．なお，入院前後のことをご本人はほとんど覚えていないとのことでした．

この事例は強制治療を行わなければならない典型的な場合です．産褥期の精神病は看過するとこのように生まれたばかりの子供に危険が及んだり，母親自身の身体が傷つく結果となる恐れが十分にあります．しかもほとんどの場合は短ければ数日，長くとも数週間で症状は大きく改善ないしは消失することが多く，一時的に隔離・拘束するだけで母子の命を救うことができる場合もあります．立木さんに自分で自分の身体や赤ん坊の身体の安全を担保する当事者能力が入院時点でなかったのは誰の目にも明らかでしょう．こうした場合，精神科医はためらわず強力に家族を説得し，そ

---

[75] 抗うつ薬の一種．巻末小精神薬理参照（⇒162頁）

COLUMN 10 精神保健福祉法

　正式には精神保健及び精神障害者福祉に関する法律．基本的には精神障害を持つ人が自ら治療に同意しなかった場合にどのようにその人達にアプローチすれば良いのかの法的な手続きを定めた法律である．社会防衛的な側面と社会福祉的な側面の2面性を持ち，大きな事件や社会的運動を契機として法律の改正が行われ，当初は社会防衛的な側面しかなかったものに，次第に福祉的側面が付け加わって現在の法律が成立している．措置入院，緊急措置入院，医療保護入院，応急入院といった強制入院の手続きの要件が定められ，またこうした入院の可否を判断する資格として精神保健指定医が定義されている．

　1883年，旧中村藩主，相馬誠胤が精神障害者として不当に監禁されているとして旧藩士の錦織剛清が告発した相馬事件を受けて，それまで法的な規定なく行われていた私宅監置を制度化し，家族に保護義務を負わす精神病者監護法が制定された（1900年）．この私宅監禁の状態を綿密に調査しその非人道性を告発した精神科医呉秀三らの運動によって，1919年には私宅に監禁するのではなく，各地区に精神病院を作りそこに精神障害者を収容することを骨子とする精神病院法が成立したが，実際には精神病院の設立は進まず，私宅監禁は継続した．戦後1950年に制定された精神衛生法を待ってようやく精神病監護法は撤廃され，私宅監禁は禁止され，同時に精神病院を増やすことを目的とした施政方針に触発されて民間精神病院が急速な勢いで設置され，精神障害を持つ人が町中から姿を消すという事態となった．1964年，当時の駐日アメリカ大使ライシャワーが統合失調症の少年に刺される事件をきっかけに精神衛生法は隔離収容の強化に傾いたが，精神障害者に対する閉鎖された精神病院内での非人道的な扱いが問題になった1983年の宇都宮病院事件をきっかけとして揺り戻しが起こり，1987年，精神衛生法が精神保健法に改称された．精神保健法を待って初めて法の目的に「入院患者の人権擁護」「精神障害者の社会復帰の促進」が明文化された．1991年，国際連

合総会において「Principles for the Protection of Persons with Mental Illness and the Improvement of Mental Health Care」が採択され，1993年の障害者基本法で，精神障害者が知的障害や身体障害と並んで初めて障害者に組み入れられ，正式に福祉の対象として認められ，1995年，現在の精神保健福祉法が精神保健及び精神障害者福祉に関する法律（精神保健福祉法）が成立している．

の同意のもとで医療保護入院という本人の意思に拠らない入院を行うことになります．万一家族の同意が得られない場合でも，児童相談所に通報し，子供の安全をはかることが可能です．

次の事例はこれとは正反対の事例で，こうした本人の意思に拠らない入院が実質的には極めて困難であったケースです．次の事例を通して強制入院に関する様々の法律用語の解説も併せて行いたいと思います．

●事例21

　神庭道子さんは，50代の女性です．お母さんはご本人が子供の頃に家出をし，現在は認知症で入所中．お父さんも本人が小学生の時に他界され，養父母のもとで育ちました．夫は道子さんが40代の時に交通事故で亡くなり，現在30歳となる息子さんがおられますが，息子さんは20代の時に職場での事故のため車椅子生活となっており，生活には全面的な介助を要する状況です．道子さんはアルコール依存症の治療目的で2回ほどこれまで他院で医療保護入院をされています．

　本院来院当日，道子さんはお昼頃清掃のお仕事が早上がりになって帰宅し，午後2時頃から自宅で飲酒を始めました．結局缶ビールを6本飲んで酔いが醒め始めた16時頃，首つりをはかります．しびれがあり，よだれが出ていたそうですが，スカーフが抜けて緩み失敗．その後，市役所職員に「死にたい」と電話し，手持ちの睡眠薬を20錠ほど服用しました．連絡を受けた市役所職員，警察官が自宅に到着し，21時頃に当

院に救急搬送となりました．傾眠状態であったため救急病棟で経過観察入院となりました．

　あくる朝，精神科に依頼箋が出て担当医が午前9時頃に行ったところ，道子さんは比較的落ち着いた様子で質問に応じ，自殺企図は突発的な思い付きではなく計画的であったこと，自分では思い当たらないのに勝手に息子にDVしたと言われたことへの怒りが抑えられないことなどを連綿と訴えられ，「精神科に入院は嫌です．もう退院します．仕事も行かないといけないし帰ります」と主張されました．自殺企図はもうしないとはおっしゃらず，再度自殺を試みることをほのめかされるため担当医は休養入院の話しをして精神科への入院を説得しましたが同意は得られず，また家族について，当事者能力のある身内は弟さんのみでしたが道子さんは金銭問題で何回も弟に迷惑をかけていて不仲になり，連絡は決してしてくれるなと言われ，連絡先も分からない状況でした．救急救命医の「身体的にはいつでも退院は可能であり，集中治療室から速やかに退去して欲しい」という旨の通告を受け，午前10時には，本人が任意入院を拒否していること，医療保護入院[76]の保護者がいないことなど現状を保健所および市役所の担当者と相談．午前11時には市役所職員と保健所職員が来院．道子さんと面談しましたが，やはり面会中に「スカーフが緩まなければ良かったのに」などと発言があり，昼の12時半頃には，担当医は本人から同意が得られず，自傷の恐れがあることから任意入院での対応は困難で，医療保護入院が必要だという考えに傾きました．家族に連絡が取れないことから，地方自治体の首長が家族の代わりに同意する市町村同意[77]という制度を用いて本人の意思に拠らない入院の要件を整える試みをすることになりました．

　市役所職員，保健所職員，当院ケースワーカー，担当医と精神保健指定医で情報を共有したところ，5年前に，全介助状態の息子の首を絞め

---

[76] コラム10参照．本人の同意によらない入院形態の1つ．精神保健指定医による診察の結果，精神障害があり，かつ，医療及び保護のため入院の必要があり，かつ精神障害のために本人の同意が得られないと判定された場合の入院（33条1項1号）．上記の条件を満たした場合，家族のうち誰かが同意すれば，本人の意思に拠らない入院が可能になる（33条1項柱書，33条2項）

[77] 医療保護入院で，家族がいないか，疾病その他の理由で家族全員が意思表示ができない場合に市町村長の同意を得て行う場合（33条3項）

て自分も死んでやると騒ぎを起こしたため，市町村同意で医療保護入院をしたことがあり，退院後，市役所職員が介入し母子分離させ息子に後見人をつけ，息子は単身で生活していたこと，しかし，本人が息子との同居を強く希望し，4年前から息子のアパートに転がり込む形で再び同居を始めたこと，昨年，息子より再び単身で生活したいとの強い希望があり，それ以降度々本人が息子の利用する事業所や市役所担当者に対してクレームや自殺をほのめかすような言動を行ってきたことが情報提供されました．しかし，息子さんの希望を受けて，市役所担当者はサービスを利用しながら母子分離させる方向で支援していきたいという趣旨でご本人と面談を開始したところ，逆に上記状態はさらにエスカレート．息子を長時間恫喝したり，自分の首に包丁をつきつけ「私が死んでから一人で住めばいいじゃないか」と脅したりし，このため，息子はショートステイ中に一時保護となっていたとのことでした．対応の市役所担当者には，以前市町村同意で医療保護入院されていることもあり，市町村同意があれば，当科での医療保護入院も可能であることを当院担当医はお伝えしました．市役所担当者は上司と協議．市からの結論としては「弟が存在する限り，市町村同意は不可．まずは弟と連絡をとって欲しい」と市長同意を拒否されました．しかし，弟の連絡先は不明であり，市の要請はこの時点では実行不可能なうえ，このまま監視の目の行き届かない一般病棟にこの方を置き続けることもためらわれ，家族がいるが連絡がつかない場合に72時間に限って同意に基づかない入院を行える応急入院[78]という別の入院形態で本人の意思に拠らない入院ができないかと担当医は考えました．応急入院という入院形式は特定の指定を受けた病院しか許可されておらず当院はそれに当たらないため，近隣の応急入院を受けている精神科病院に13〜16時くらいまで担当医と市役所職員は手分けして次々に問い合わせしましたが，いずれも「満床のため受け入れられない」あるいは「市町村同意で医療保護入院にすべきなのでは？」と回答されいずれも受け入れ不可との返答が返ってきました．

---

78) 事態が緊急を要し，そのため家族を探して同意を得るのが間に合わない場合の医療保護入院をこのように呼ぶ（33条の7第1項1号）．家族が拒否している場合には応急入院はできない．入院を受ける病院は，施設基準を満たした「応急入院指定病院」である必要がある（33条の7第1項柱書）

そうこうしていると弟さんの連絡先がケースワーカーの尽力で16時頃に判明．担当医が，今までの経緯と本人から入院の同意が得られないこと，弟さんに同意を頂ければ医療保護入院が可能であること，入院に同意されない場合にはこのまま退院になる可能性がありその際には自殺する可能性もあることなどを説明しました．弟さんからは，「自分は仕事も忙しく夜勤もしており日中病院に出向くことは仕事に差し障るためできない．少なくとも今日明日は行けないしそれ以降も当面は分からない．本人には今まで散々迷惑をかけられ本当に大変な思いをしてきたので関わりたくない．自分が同意して後から恨まれても困る．自分が同意しないという理由で帰宅し自殺されたら気分は悪いが，今から仕事で忙しいのでもう連絡はしないで欲しい」とお答えがありました．

　この結果，18時30分に措置入院[79]以外に入院を可能とする手段はないという話となり，当院ケースワーカーを通して保健所にその旨連絡しました．保健所からの指示で緊急措置入院[80]の可否を判断する目的で指定医が待機．20時30分に保健所の依頼を受けた精神科病院から，「なぜ医療保護入院ができないのか」，「この時間帯になって緊急措置入院にする理由は何か」などの疑義照会が来ました．担当医は，身体的には現時点では問題がないこと，自殺をほのめかし続けており一般病棟である集中管理室では患者の安全管理が十分にできないこと，患者家族の同意を得られず医療保護入院の手続きが取れないため当院閉鎖病棟へも入院させられないことなどを説明しました．

　23時に保健所職員が到着．受け入れ先となる精神科病院からさらに疑義照会があり，「このケースはやはり医療保護入院が妥当と考える．弟が無理なら入院中の母親に同意能力があるかを問い合わせる必要があ

---

[79] 措置入院は，「自傷他害のおそれがある」ことが医療保護入院との大きな違いになる．多くの事例では，近隣住民，警察，精神病院管理者などが，保健所へ通報を行い，この通報に基づいて2人の精神保健指定医が「自傷他害のおそれ」があるかどうかの鑑定を行い，一致して自傷他害のおそれがあると判断された場合に，措置入院が行われる（29条2項）．家族などには措置鑑定を行うことを前もって告知しなければならないが，家族の同意は必要ない

[80] 措置入院には上記以外にもいくつかの厳しい条件があるが，夜間であったり様々な理由で条件を満たすことができない場合（たとえば精神保健指定医を1人しか準備できないなど），緊急性が高い場合には，72時間に限って精神保健指定1人の診察で入院を決定するなど要件を緩めることができるようになっている（29条の2第1項）

る」との意見が出されました．母親は高度の認知症で入所中であり，入所先の担当者は夜間のため不在で答えることができず，このことを受け入れ先の病院に伝えました．

　23 時 20 分，保健所職員の指示で，受け入れ先の病院で緊急措置入院診察が行われる方針となりました．保健所職員より本人に移送することを告知．しかし本人は当然受け入れを拒否し，保健所職員が説得しましたが納得せず，荷物をまとめ靴を履きだしました．保健所職員によって「現在入院が決定した状態ではなく，本人が同意しない限り強制的な移送はできない．いずれにしても強制的な移送は困難であり，これ以上の引き留めは逮捕監禁にあたる」との判断が下され，当科としてどのようにしたら良いか保健所職員に指示を仰いだ結果，この状況では本人の希望通り退院させるしかないとの判断となりました．また本人にせめて朝までは待ってから退院してはと勧めるも拒否され，午前中から院内で待機していた市役所職員が自宅まで付き添いを提案したがこれも拒否され，看護師がタクシー乗り場まで見送り，単独で退院される結果となりました．

　医療保護入院，市町村同意による医療保護入院，応急入院，措置入院，緊急措置入院など精神保健福祉法に規定されたいくつもの業界用語と，それぞれの複雑な規定で読者の方はくらくらしそうになるとは思うのですが，担当医のほぼ 15 時間にわたる苦闘は実は一番には，精神科ユーザーご本人の当事者能力が実際どの程度損なわれているかに疑問の余地があることに密接に関係しています．事例 20 の産褥精神病と思われる症例では，ご本人の当事者能力は明らかに損なわれていて，さらにこれが病気による一過性の症状であり，一定期間の病院の隔離で速やかに治癒する可能性が高いことを精神科医は予測しています．これに対して，事例 21 の自殺企図は，少なくともぱっと見には精神科ユーザーが自らの人生の集大成として，すなわち自身の「人格の延長線上で」死にたいといっているのではないかという懸念の残る状態です．確実に言えることは，入院してもらってできることは当面の自殺企図を回避することだけで，良いほうに見積もっても年単位でこうした状態が続きそうであり，さらに身内の手助けは容易には得られそうにありません．確かにアルコールおよびその離脱が道子さ

んの抑うつ的な気分を助長し，今回の行為の最終的な引き金になったということは十分考えられると思います．しかしこれだけ確固とした首尾一貫した治療の拒否があり，それが器質性の脳の機能障害にも，幻覚妄想状態や気分の障害にも由来するとは考えにくい場合，強制治療に踏み切って良いのか，保健所職員の方の最終的な判断のようにこれが「監禁」に当たらないかという懸念は確かに一概に否定ができません．何件もの精神科病院がこの方の引き取りを拒否したのは，実際には本当にこのケースの場合，当事者能力が失われていると考えて良いのかどうかに関係者の誰もが確信を持てないでいるからだと思われます．

　第1章で取り上げた事例3（⇒3頁）の香さんの例をここで思い起こしていただきたいと思います．香さんの場合は骨折の治療をタバコが吸えないという短絡的な理由で中断し退院するというのは，彼女の本当の本来の気持ちではないのではないか，だから今は恨まれても彼女の将来にとって有益なことを彼女より体のことを良く知っている医療者が肩代わりして決めてあげる必要があるのではないかというパターナリズムの是非をめぐる話でした．精神科医はしばしばパターナリズム的な対応を可能な限り避けようとするために，救急の先生や身体科の先生との間で軋轢が生ずることがあります．患者さんにとって最も良いことなのだからちゃんと説明をすれば患者さんも家族も分かってくれるはずだ，それを説得するのがあなた達の仕事でしょうと言われてしまうこともあります．道子さんの場合はさらに深刻な生死に関わる状況です．パターナリズムについてどう考えるかの議論はとりあえず棚上げにしても，確実に自殺の危険が切迫していると判断される場合であれば，やはり何らかの形でそれを防ぐ手立てを講じることができるのであれば講じるのは当然です．しかし，道子さんは大量服薬をしてから息子を彼女から隔離しようと動いている市役所の担当者に電話しており，そのことへの抗議の意味合いもこの自殺企図にあったのではないかとも推察されます．むしろ，道子さんの希望を聞き，入院を強くは勧めずに次週あるいはあくる日にでも外来に来てもらい，息子さんが唯一のこの世とのかすがいになってしまっている現状をどうにかできないかということを長期間かけて一緒に考えて行くというのがより実効性と現実性のある対処法であったようにも思えます．しかし，現に自殺をほのめかしている道子さんを入院してもらう努力をせずにそのまま帰宅させて，万一彼

女が自殺を既遂してしまった場合，入院ではなく外来での時間をかけての治療の試みのほうがより本来的な治療法だと考えたという精神科医の説明は，一般的にはなかなか納得はしてもらえない状況があります．道子さんの気持ちの流れは突発的で予測不能なところがありますから，もしも自殺の既遂を絶対避けなければならない事態であって，わずかのそうした可能性でもあれば他のいかなる事柄を犠牲にしてでも防がなければならないと考えるとすると，強制的な入院しか手段はないことになります．

　しかし実際には，強制的な入院をして保護室[81]という個室に考えうる限りの自殺の手段を取り上げて（たとえば洋服の中に縫い込んである紐なども抜いて）隔離したところで，永遠にこうした状態を続けることはできません．たとえば内因性のうつ病であれば確実な治療の手順があり，治療によって現在の状況を逆転できる目処がありますから，そこには明確な出口戦略があります．しかし道子さんの場合，本人を激怒させて隔離した後，その気持ちを変化させるためのすぐに実行可能な出口戦略はありません．それを考えると，本人と話し合い，本人の言い分を聞いたうえで，自殺企図が既遂される可能性がないわけではないが，彼女の希望に添って外来で彼女の人生に寄り添うという方法のほうが強制入院よりはましな選択ではないかと多くの精神科医は感じるのだろうと思います．しかし実際の現場では，こうした選択の結果，最終的に事故が起きてしまった場合，精神科医は強い非難を同僚の身体科の先生達からも加えられることがあります．そうなるととりあえずは，意思に拠らない入院が可能かどうかをまずは検討せざるをえないことになります．

精神科医が強制治療に前のめりになる事例

　強制入院をさせて本人の意思に拠らない治療を行うことから考えると逆説的にも聞こえると思うのですが，精神科医は当事者能力があると判断した人達に対しては，何がその人にとって一番良いかよりも何をその人達が現時点で一番希望しているのかを尊重する傾向があります．病苦というものが訴えられれば病苦に寄り添いたいと考えるわけですが，第2章で触れ

---

81) 入院病棟の中でも，予期できない自傷行為や他害行為の可能性が考えられる場合，一時的に他の入院患者から隔離するための部屋をいう．本人の安全を確保するため危険物になりうる家具や日用生活品一切が除去され，施錠されている．

たように，妄想の場合や無意識の願望がその人を突き動かしている場合のように，現実にはその人の望んでいることを尊重することがあからさまにその人の人生に対して破壊的であったり，ナンセンスであったりする場合もあります．そうした場合には当事者の意思に反する形での介入をせざるをえなくなるわけですが，可能であればせめて確実な出口戦略がある場合に限り，意思に反した介入をしたいと一般的には精神科医は願っています．具体的には第 1 章での内因性精神疾患の場合は薬物治療によって，外因性精神疾患の場合は原因疾患の治療によって医学的な手段を用いて手助けを行いうる可能性がありますし，それを行うことは当事者を現在の状態から救うために必要なことだと思えますから，当事者の意思と衝突し，時には家族を強引に説得してでも強制的な治療をする錦の御旗があると考え，人の心を一見踏みにじるような強硬な手段を行うことへの精神科医の心の負担は軽くなります．元気になって帰宅してもらえる 1〜2 か月先のビジョンがありありと見えるからこそ，たとえば比較的重症のうつ病でおいおい泣いて家族に連れて帰って欲しいと懇願している会社役員の立派なお父さんを，心を鬼にして保護室に隔離できるのです．次の事例はそういった事例です．

●事例 22

　小栗寛治さんは奥様と 2 人暮らしの 50 代の会社員の方です．当院に来られる 3 年前に人事異動があり，部長職に昇任されましたが，昇任後体調がすぐ悪くなって眠れなくなり，近医の内科で入眠剤をもらってなんとかしのいでいたものの次第に病状が悪化し，2 週間ほど職場を休んだところ，病状は若干回復して職場復帰され，その後に部署替えがあって，その後は調子が良くなり，好きなゴルフなどにも楽しんで出かけることができるようになっていました．

　ところが 1 か月前から，朝，気合を入れないと職場にでかけることができなくなり，手足がしびれ，目が痛むなど体の症状が出現．仕事の能率も下がり職場に迷惑をかけていることが悔やまれるようになり，さらに当院に来院される数日前からは食欲もほとんどなくなって何を食べても味がなく，記憶力も低下し考えがまとまらず，テレビもまともに見ら

れない状態となり，夜も寝てもすぐに目が覚めるために，奥様に引きずられるようにして来院されました．体重はここ半年で 6 kg も減っていました．

　さらに聞くと半年前からゴルフに行っても楽しめなくなり，メンタルクリニックに行ったところ，デュロキセチン[82]という薬を出され，それを飲むと記憶力がなくなり，いらいらするため出された薬剤の中では漢方薬だけを飲んでいること，メンタルクリニックの先生とはそりが合わずもうそこには絶対行きたくないとおっしゃって，別の病院ということでここに連れてこられたのが分かりました．うつ病という診断で，休職の診断書を書き，ミルタザピン[83]とアモキサピン[84]という抗うつ薬を処方して，ミルタザピンを 45 mg，アモキサピンを 30 mg でひと月ほど経過した時点で，朝起きた時に不安が残る以外は調子が良くなり，ひと月半で仕事にも復帰され，来院後 3 か月目には便秘と喉が渇くという訴え以外には調子が良くなりました．来院半年後にはミルタザピン単剤として，そのまま元気に仕事をされていました．来院後 1 年目くらいからミルタザピンを 30 mg に減量して経過をみていたところ，1 年半くらいの時点でご本人が自己断薬し来院を中断されました．しかし中断後 1 か月で中途覚醒，入眠困難が出現．再度来院され，ご本人の強い希望で睡眠薬のみ処方となってしまいました．眠れない状態が続くため，ミルタザピン再開をお勧めしたが，回復後の即断即決ができる印象の小栗さんとは随分違い，ミルタザピンを再開するかどうかの決断がなかなかできず堂々巡りをされる印象でした．ご本人を押し切って 30 mg を再開．再開後速やかに調子は回復しました．しかし，服薬の継続に関して小栗さんはどうしても納得がいかない様子で，定期的に来院はされていたものの，来院後 2 年目くらいから再び自己断薬されていて，2 年半が過ぎた頃にいつもはおいでになっていなかった奥様とともに来院された時には初診時よりも悪化した状態になっていらっしゃいました．

　小栗さんは憔悴しきった様子で，職場に迷惑をかけているとしきりに訴えられ，仕事が何もかも滞り，職場の人達の動きも一々気になると訴

---

[82] 抗うつ薬，SNRI の一種．巻末小精神薬理を参照（⇒162 頁）
[83] すでに上記解説．抗うつ薬，NaSSA．巻末小精神薬理参照（⇒163 頁）
[84] 三環系抗うつ薬の一種．巻末小精神薬理参照（⇒163 頁）

えられます．抗うつ薬を再開してもらうよう強くお勧めしましたが，その次の週に来院された時には，胸が苦しい，喉が渇いてどうしようもない，薬のせいだと思うから薬をやめたいと強く主張され，会社で盗聴されているようだともおっしゃり，副作用チェックのための採血も断固として拒否され，入院のお勧めも当然のことながら断固拒否されて帰宅されました．そのあくる週，胃の中に電磁波がかかっているといった訴えもされるようになり，首を吊ろうとされて四六時中監視していないといけない状態となったため，娘さんと義理の息子さん，奥様の3人で無理やりに小栗さんは連れてこられました．「お母さん，連れて帰って〜」と泣きながら入院を拒否される小栗さんを保護室に隔離し，そんな小栗さんを本人の意思に反して医療保護入院にして病院に置いて帰ることに，奥様も娘さんもとても迷っていらっしゃいましたが，「これは脳の変調なので，お薬か電気けいれん療法で良くすることができると思いますから」という私達の話しを信じて小栗さんを置いていかれました．

その日は強い睡眠薬で寝てもらい，あくる日からクロミプラミン[85]という強力な抗うつ薬の点滴を行いました．結局，入院後2週間で症状はみるみる回復し，入院後1か月目には元気になって退院されました．そして入院後2か月目には職場復帰され，ご本人が入院して本当に助かりましたと笑顔でおっしゃる状態となりました．現在，まだ，ミルタザピン30 mg，デュロキセチン40 mgを続けていらっしゃいますが，その後3年なんの問題もなく元気で働き，ゴルフにも行き，問題なく生活を送っていらっしゃいます．

娘さんも奥さんも普段は頼りがいのある良き夫，良きお父さんである小栗さんが，「連れて帰って」と泣いて懇願されるのを病院において帰るのは断腸の思いであったと思います．まるで今生の別れのようにしてご家族も涙を浮かべながら小栗さんを病院に置いて帰られました．ですから当然のことながら少なからぬご家族の方がこうしたご本人の様子をみられると情にほだされて医療保護入院の同意を撤回して家に連れて帰られることもあります．しかしこうした場合，小栗さんが実際そうであったように自殺企

---

85) 三環系抗うつ薬の一種．巻末小精神薬理学参照（⇒163頁）

図が切迫していて，四六時中誰かが見張りをしていないといつ実際に既遂されるか分からない状態ですから早晩お家でみるのは難しくなります．さらに言うなら，例外はありますが，少なくとも今回のエピソードに関しては確実な治療戦略があり，出口があります．こうした場合，先ほど触れたように精神科医はかなり強硬に説得を試みます．なぜならこのまま連れて帰られてもお家ではにっちもさっちもいかなくなることが目に見えているからです．また脳が一過性のモード・チェンジを起こしていて偏光グラスをかけて覗いているように世界の感じ方そのものが変化してしまっていますから，言葉による説得は大抵の場合大変困難です．しかも偏光グラスなら取り外しができますから，偏光グラスを通した世界も通さない世界も体験し両方を比較することができますが，1人の人が持っている脳は1つしかありません．ですから，この脳がモード・チェンジを起こして世界が異なって見えるようになってしまうとそもそもそれ以外のものの見方をすることはできなくなってしまいます．やっかいなことに，人というものは別々の脳を通して，つまりは別々の偏光グラスを通してそれぞれが異なった世界を見ているのに，普段はみんなが同じ偏光グラスを使って世界が見えているのを前提にして暮らしています．赤の他人とでもそうなのですから，家族という親しさの中で，他人よりも一層同じ世界が見えていたはずの自分達のお父さんには，今は違った世界が見えているのだということはなかなかご家族に納得のいくものではありません．

　小栗さんの脳はモード・チェンジを起こしていて，人の世界に参入する時に結ばれた基本的な規約が今は緩んでおり，物理的な手段を用いてこれをいったんは復旧させる必要があるのだという精神科医側の認識と，ご主人なり奥様，あるいはお父さんなりお母さんがそれでも自分達と同じ世界を同じように体験していると感じ続けているご家族側の認識とは，ほとんどの場合，大きく見解の開きが，少なくとも病初期にはほぼ必ず存在します．しかし内因性の（あるいは生物学的な）うつ病の場合，治療によって回復させることができる一定の目処があり，しかもしばしば重症例では命がかかっていますから，先ほどから繰り返しているように，精神科医はかなり強引な説得を試みるのです．しかし，どんなに注意しても一定の確率で自殺が既遂されてしまったり，あるいは治療が結局上手くいかない場合も起こりえます．ご家族はそもそも完全に納得がいっているわけではない

ところを説得に折れて医療保護入院に同意されているわけですから，治療が最終的に上手くいかない場合，大きなトラブルに発展する可能性も十分にあります．うつ病や急性精神病の場合，治療はご家族を説得しなければ始まりませんが，この懸命の説得は精神科医の側からいえば一定のリスク，極端な場合には訴訟リスクさえ負うことと表裏の関係にあります．

電気けいれん療法

少し脇道にそれることになりますが，電気けいれん療法についてここで考えてみたいと思います．電気けいれん療法は非常に大きな効果はありますが，電気けいれん療法を行う必要があるような重症のうつ病の事例では，本来の意味での同意を得ることはできないことも多いからです．

◉事例 23

　鴨木昭さんは63歳男性です．息子さんと娘さんはすでに結婚して独立されていますが，大学卒業後，定年まで勤め上げ，昨年から嘱託社員となっていらっしゃいます．嘱託になる2か月前頃から，子供達が遠くに住んでいて老後の面倒を見てくれる人がいないこと，間近に迫った退職後の生活に対する不安，さらに退職金で購入した株券が値崩れしたことなどから，将来を悲観した発言を繰り返されるようになりました．正規の職員を退職し嘱託となって，事務仕事から商品の搬送などを行う現場仕事に変わったのを契機にして，「自分はダメ人間」などと言い募るようになり，仕事中に「昼ご飯はどうしたらいいか」などと妻に何度も電話をかけてくるなど著しい決断力の低下も認められるようになり，体重減少・不眠なども出現しだしました．

　嘱託になって数か月後にはさらに状態は悪化し，「うちにはもうお金がない．老後はとても暮らしていけない」と実際とは違うことを言い続け，そうでないことを奥様が諄々と説いても全く納得せずに同じことを言い続け将来を悲観して，しきりに死にたいと訴えられるようになり，実際に紐を持ち出して奥様が買い物に行っている間に首を吊ろうとしたため，精神科病院に医療保護入院となりました．しかし，ご本人は入院後は「便が出ない」ことに執着し，精神科の治療の必要性を認めず，「う

つの薬なんか飲んでもどうにもなりません」「出ているのは便ではなく私の腐った腸です」といった訴えを繰り返すばかりでした．

　精神科病院の主治医はご本人・ご家族の強い希望に折れる形で，内科総合病院に何度か受診させ，内科医師の指導もあり，日常生活のリズムを作るためという理由で，デイケアにも参加を促しましたが，退院して自立した生活を行うにはほど遠い状況が続いていました．入院半年を過ぎて，大きな変化がみられないことに奥様は業を煮やされ，診立てや治療法に対して主治医を責め立てるようになったため，内科主治医にかかりながら退院をする方向で主治医が調節を行いましたが上手くいかず，抗うつ薬も副作用の訴えが多く，家族も抗うつ薬の治療に不信感を訴えるため一定量以上は投薬できない状況のまま，入院後ほぼ1年して当院に紹介・転院となりました．入院の説明に際しては，「そんなことじゃないんだ，お金がなくなってもうだめなんだ」「便さえ出ればいいんだ」などと言って激しく抵抗されたため，奥様の同意を得て医療保護入院となりました．

　服薬も拒否され，また服薬に対する家族の抵抗も強く，さらに少なくとも前医の精神科病院で当初は抗うつ薬が十分量投与されていたにもかかわらず，堂々巡り思考は改善していなかったことから，電気けいれん療法の改良版である修正型電気けいれん療法を実施しました．電気けいれん療法を開始して3週間目（施行7回目）になった頃から，それまでは何を聞いても「便が出ない」「何も食べれない」「こんなところにいても何もならない」という訴えで終始していたのが，普通に会話ができる状態となりました．食事も普通に取れるようになり，病気だという自覚も出てきて，転院後2か月目に退院され，退院後半年後にはシルバー人材センターに登録され，今は元気に軽作業に従事されています．

　たとえば事例21（→77頁）の道子さんもHAM-D[86]とかBDI[87]とかうつ病の評価スケールを行ったら重症のうつ病ということになります．もちろ

---

[86] ハミルトンうつ病評価尺度．評価者が判断しスコアをつける．診断のための尺度ではなく重症度の推移を記録する
[87] ベックうつ病調査票（48頁脚注54を参照）．HAM-Dと同じく重症度を測る物差し

んこれはもともと診断に使う尺度ではありませんから，厳密にいえば評価尺度の誤用ということになります（⇒コラム 8 評価尺度，50 頁参照）．しかし DSM（⇒コラム 11 DSM，92 頁参照）で評価してもやはり道子さんの例は大うつ病に当てはまってしまいそうです．道子さんにはアルコールの問題もありそうですから，そこで大うつ病から DSM 的には除外されそうではありますが，アルコールの問題がなくとも生活歴をたどれば道子さんが人生に絶望する理由は十分にありそうであり，現在の生活状況に容易に出口が見当たらないことは道子さんの境遇に自分が身を置いたらどうかということを想像するだけで十分感情移入できそうにも思えます．しかし生物学的なうつ病と人生遍歴の結果生じたうつ状態を分けないとすれば，道子さんの場合にも弟さんの同意があれば電気けいれん療法を行っても良いということになります．

　標準的な精神科医は，たとえば事故や震災で家族を亡くして嘆き悲しんでいる人，あるいは失恋で意気消沈している人にためらいなく電気けいれん療法を選択することはありません．つまりは平均的な人間がその境遇に身を置いたら当然そのような気分になるだろうと予想されるような気分の落ち込みは，少なくとも電気けいれんを行うような脳がモード・チェンジを起こしている状態であるとは単純には考えないわけです．たとえば鴨木さんの場合，株で損をしたとか，定年で自分の役割がなくなってしまったとか，頼りの子供達は遠く離れたところにいるとか，落ち込む理由はたくさんあるわけですが，お金がなくなってもうだめだという執拗な訴えは，こうした様々な悩みから想定できる範囲をはるかに超えてしまっていて，しかも通常の落ち込みや悩みとは質的な違いがあると精神科医は判断します．つまりこれが脳のモード・チェンジのサインであって，一般的に感情移入できる範囲での悩みや落ち込みとこうした過剰な落ち込みの差分が，「病」であると判断されるわけです．そして強制治療にせよ，電気けいれん療法にせよ，この差分は生物学的な実体であって，統計的・物理的な予見可能性に基づいて治療ができるのではないかと予測できるからこそ，そこに踏み込んでいく勇気をたとえ年若い精神科医であっても持つことができるのだと思います．

精神科医が強制治療に二の足を踏む事例

　強制的な治療を判断するうえでの差分の有無の指標は，こうした一般的心性として想定されうる範囲を現在の訴えが大きく超過しているかどうかに加えてもう1つあることは道子さんの例でも触れました．予測可能で治療可能な元のその人と逸脱行為を行っているその人との間の差分を精神科医が容易に見通すことができない場合です．急性精神病やうつ病・躁うつ病の場合と比べて，自閉症スペクトラム障害（⇒コラム 12 自閉症スペクトラム障害，94頁参照）の逸脱行為に対して，精神科医が入院治療をためらうのは，そのためです．以下に例を挙げます

●事例 24

　源氏亨君は 18 歳の高校生です．子供の頃から人見知りがなく3歳児検診の時に発達の遅れを指摘されていましたが，小学校では成績も優秀で特に問題はなく，中学校でも成績にむらがあり，親しい友人はできなかったものの，特に大きな問題を起こすことなく卒業できました．しかし高校に入ってから，先生に授業中の態度を注意されたことを契機に全く通学しなくなり，特に高校2年になって父親が単身赴任して妹と母親の3人で暮らし始めてからは，欲しいお菓子などを買って来いと母親に命令し，言うことを聞かないと大声で威嚇したり，小突いたりするようになりました．来院時には妹とお母さんの3人暮らしでしたが，高校からの退学が問題となっていた時期で，家で家人が掃除機をかけたり，食器の洗い物をしたりなどの小さな生活音にも反応して，怒るようになり，母親だけでなく，妹にも手を出すようになったため，相談のために受診されました．

　源氏君は，外来で静かに待つこともできず，外来の窓口の職員の機転で順番を早めての初診となりました．開口一番，「なんだ？」とくってかかり，こちらを睨みつけているので，今，困っていることをお聞きすると「色々と両親からの縛りがきつく，具体的には何から何まで調教されるような感じで耐えられない．両親との食い違いが問題なのでここで話してもしかたがない」と答えられ，それでも人に手を出すのは良くない

COLUMN 11 DSM

　「精神障害の診断・統計マニュアル」（Diagnostic and Statistical Manual of Mental Disorders）の略号．アメリカ精神医学会が刊行．特定の精神障害を診断するのにその障害の特徴をいくつか列挙し，そのうちのいくつかを満たせばその障害に該当するとみなす操作的診断という手法で，異なった治療者間での診断の統一が可能となるようにデザインされている．精神医学の訓練を経ていない他科の医師，さらには非医師にも容易に理解可能な形の精神科診断を提案したという意味では画期的で，現在では世界的に大きく認知されている．他方で症状と原因を切り離して症状のみから類型診断を行うことから一般的な医学的診断とは質的に異なっており，厳密には障害と呼称はできても疾病として診断はできない構図になっているにも関わらず，しばしば通常の医学的疾病診断と混同されてしまうことに大きな問題点がある．基本的には物理的尺度に裏打ちされていないことから，双極II型障害，注意欠陥・多動性障害など特定の診断が「流行」し，爆発的にその有病率が上下することがある．厳しい著作権の管理でも有名で，アメリカ精神医学会は通算100億円の収益をDSMのマニュアルの販売によって得ており大きな利権と化している．これまで7回の改訂が行われ〔DSM-I（1952），DSM-II（1968），DSM-III（1980），DSM-III-R（1987），DSM-IV（1994），DSM-IV-TR（2004），DSM-5（2013）〕，大きな変貌をその過程で遂げた．

　DSMに先行してアメリカでは，1918年に『癲狂院のための統計マニュアル』が初めて刊行されその後9版を重ねるが，当時の精神科医のほとんどが精神病院で働いており，さらにそこに収容されていた多くの人達が神経梅毒や脚気精神病などの器質性精神病であったため，このマニュアルに収載された22疾患のほとんどは器質性精神病であった．しかし戦争帰還兵の治療が精神科医の新たな仕事の分野となり，その成功によって，次第に社会心理学的要因による精神疾患への関心が高まり，1952年に刊行されたDSMの初版は，力動精神医学的考えを精神疾患の

分類に導入して成立することになる．102の診断カテゴリーからなるDSM-Ⅰでは，精神疾患は器質性精神疾患と適応障害に大別され，さらに適応障害は統合失調症や躁うつ病などの重症型と不安障害や抑うつ状態，人格障害などの軽症型に分けられた．1968年に刊行されたDSM-Ⅱは，その基本的な枠組みはDSM-Ⅰに準ずるものであったが，WHOによって設定されたICD分類との一致の努力が図られている．

1980年に成立したDSM-Ⅲは基本的には力動精神医学的指向の排除による徹底した操作的診断手法への傾倒に特徴づけられるが，経済的な要因による力動精神医学から身体的精神医学への回帰というアメリカに固有の事情がその大きなモティベーションであった．最も大きな改変は，神経症概念の解体である．またⅠ軸〜Ⅴ軸までの多軸診断が採用され，人格障害と精神遅滞はⅠ軸の精神疾患の分類からはずされ，Ⅱ軸に移され，Ⅳ軸には心理社会的状況の記載が，Ⅴ軸では機能の全体的な評定が付け加えられた．一般にDSMと呼ばれる診断システムは第3版以降を指していうことが多い．精神遅滞に関しては知的障害と名前を変えて，DSM-5では神経発達障害の大項目の中に復活している．以下にDSMに収録されている大項目の変遷を図示した．

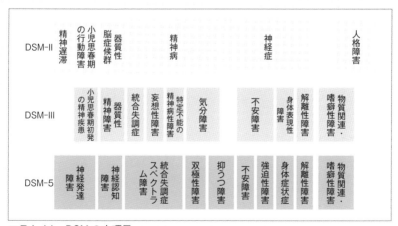

コラム11　DSMの大項目

COLUMN 12 自閉症スペクトラム障害

　図はDSM-ⅣとDSM-5の自閉症スペクトラム障害関連事項に対する比較検討であるが，DSM-Ⅳでは一方の極に重度の知能障害・言語障害を伴うカナー型自閉症（低機能自閉症），他方の極に知能言語障害を伴わないアスペルガー症候群をおいており，そのどちらにも分類できない場合を特定不能の広汎性発達障害として中間型としたものである．さらにこれらの障害の上位概念としてDSM-Ⅳでは広汎性発達障害が置かれ，そこには小児期崩壊性障害，レット症候群など，明らかに別個の原因に由来する疾病（すなわち症候性自閉症）もが含まれていた．カナー型自閉症はおそらくそれ自体様々な疾患に由来する非均一な集団だと思われることから考えると，DSM-Ⅳの分類方針は誤りとはいえないが，それではアンゲルマン症候群はどうかなど入れる疾患と入れない疾患の基準も明瞭でないことを考えると，明らかに異なった臨床経過を示すレット症候群などを自閉症スペクトラムから除いてあるDSM-5のほうが分類としては分かりやすい．また高機能自閉症は知的発達における遅れや障害はないものの，言語発達において遅れがあるという点でアスペルガー症候群と当初区別されたが，予後調査で，最終的にはこの差異は年齢とともにキャッチ・アップされることが分かり，現在ではこの区分はなくなっている．さらに，DSM-5では自閉症スペクトラム障害には，健常者との間に明確な線引きはなく，全ての人が一定程度は持つ性質をどの程度強く持つかという程度の違いに過ぎないという従来から暗黙裡に前提されていた観点が明確に成文化され，最も軽い対人コミュニケーションの軽度の障害を特徴とする社会的コミュニケーション障害が新設された．
　DSM-Ⅳまでは，社会性の障害，コミュニケーションの障害，想像力の障害・こだわり行動・常同行動という，いわゆるウィングの3つ組が小児期に観察されることが診断上強調されてきたが，前2つが1つにまとめられて社会的コミュニケーションの障害に総括され，最後の特徴は

「限定された反復する様式の行動,興味,活動」と言い換えられて 2 つの軸から類型診断を行うことになった.社会的コミュニケーション障害は具体的には,①相互性のある対人的-情緒的関係の欠陥(他人に異常な近づき方をする,会話でやりとりができない,興味,情動,感情を共有できない,社会的相互反応をできない),②非言語的コミュニケーション行動を用いることの欠陥(視線を合わせることや身振りの異常,または身振りの理解やその使用の欠陥,顔の表情の異常),③人間関係を発展させ,維持し,それを理解することの欠陥(様々な社会的文脈にあうように行動を調整することの困難さ,友人を作ることの困難さ,または仲間に対する興味の欠如)が挙げられている.反復する行動様式には具体的には①常同的で反復的な運動動作や物体の使用,あるいは話し方,②同一性へのこだわり,日常動作への融通の利かない執着,言語・非言語上の儀式的な行動パターン,③集中度・焦点づけが異常に強く限定的であり,固定された興味がある,④感覚入力に対する敏感ないしは鈍感性,あるいは感覚に関わる周囲の状況への極端な関心の 4 つが挙げられている.社会的コミュニケーション障害は上記 3 つを全て,反復する行動様式は 4 つのうち 2 つを満たすことが診断基準となっている.

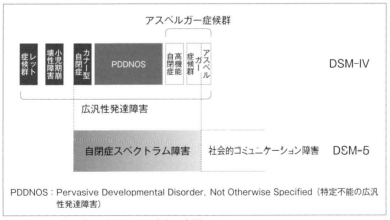

PDDNOS : Pervasive Developmental Disorder, Not Otherwise Specified(特定不能の広汎性発達障害)

コラム 12 自閉症スペクトラム障害の変遷

のではないかとさらに尋ねると,「相手が話しても分からないから仕方がないでしょ．必要があれば僕は当然殴りますよ」と答えられました．一緒に来院されていた妹さんは怯えておられ，お母さんも限界のようであり，一度うちに帰ったら2度と来院は自発的にはされないだろうという気配が濃厚であったため，少し外へ出てもらい，お母さんと妹さんのお話を聞きました．妹さんとお母さんのお話とご様子からとてもこのまま家には返せないと判断したため，致し方なく人数を集め，保護室の確保をしてから，ご本人をすぐにお呼びし，「今後人に手は出さないと約束していただけなければ入院をしてもらうことになりますが，どうですか」と尋ねると，「もう帰るわ」と言って席を立とうとしたため，応援の人にも駆けつけてもらい，「本当に申し訳ないけれどこのまま帰すわけにはいかないので入院してもらいますね」と言いつつ，入院の書面をお渡ししましたが，びりびりに破られ，大人数で保護室に入室となりました．

　最初の1日は壁を蹴りながら怒っていらっしゃり，夕食も壁に投げつけて凄んでらっしゃいましたが，夕食を壁に投げつける前に，好物のいちごだけはのけておくなど行動に緊張感がなく，看護師にも医師にも入室すると睨んで凄むのですが，あくる日に家人にお菓子の差し入れをしてもらうと「ワーイ」と手を叩いて喜ぶなどちぐはぐな行動が目立ちました．数日で行動はかなり落ち着き，保護室からは解放できましたが，連日のように退院請求を行うため，入院主治医が「ここは1か月程度しか入院はできないが，誰かに手を出すという危険があれば，関連の精神科病院に転院をお願いし，誰かに手を出さないという約束ができるまではずっと入院になる」とお話をすると，「もうしないから出して欲しい」とおっしゃり，2週間目くらいから試験的に外泊をし，少しでも手が出るようなことがあれば警察に緊急連絡し，すぐに当科に連れてきてもらうことにしました．無事，4～5回の外泊が行えたので，退院となりましたが，お父さんが単身赴任先に引き取って今後そこでデイケアなどに通いながら，社会性の習得に努める予定となっています．知能検査では，動作性IQが75と軽度知的障害のレベルであるのに対して言語性IQは135と平均を大きく上回る優秀さでした．

源氏さんの場合，幼少時の生い立ちから自閉症スペクトラム障害の気配は濃厚に漂っていて，本来のその人のあり方と現在のその人のあり方の間には本質的な変化はないというのが私達の評価でした．お父さんの単身赴任とか，学校での適応が難しかったことなどがきっかけになって，不適応から発達障害の行動特性が極端に発現してしまったものと考えたわけです．こうした場合，ご本人がこのケースのように全く入院に納得せず怒っていると，家庭や社会の状況が変わらなければ，入院している間は良くても退院したら入院に同意した家人に怒ってもっと暴力的になってしまうことも考えられます．かといって何か月にもわたる入院を続けることはできませんし，それが有益かどうかも分かりませんから，本人の意思によらない入院を大いに精神科医はためらうことになります．入院による本人への治療的アプローチについてはっきりとした目処がなく，家人や隣人への他害の恐れから治療による出口戦略なしに入院をしてもらうことは，一般的に精神科医の嫌がるところです．

　源氏さんのケースはたまたまご家庭に暴力的な養育の環境がなく，たまたま「暴力を振るえば強制入院」という単純なルールがご本人の腑に落ちるところがあったようで，入院が社会生活をしていくうえでの最低限のルール作りに役に立ったケースですが，もともとの生育環境やその人の資質によって予想不能な面が多々あります．さらに自閉症スペクトラム障害は，何重もの意味で，全く異なった状態をごった煮のようにいっしょくたにした障害名で，これを単純に１つの状態として扱うことは偏見や誤解の源泉にもなるようにも思えます．自閉症スペクトラム障害の特性を持つ人の大部分は穏やかで，むしろそうした特性をあまり持たない人よりも様々の事柄において平均的にはより良心的であること，さらに重要なのは，世界に自閉症スペクトラム障害の人とそうでない人がいるという尿管結石型の診断ができるわけではなくて，10％ASD的とか20％ASD的とかの程度の差があるだけだという考え方も重要です　つまり，環境とその人の素因とのミスマッチがあって初めて，「病気」として事例化するのであって，環境から独立した疾病として尿管結石のように人は自閉症スペクトラム障害を病むわけではありません．

　源氏さんの事例は，誰のために入院を考えるのかという根本的な問題も含んでいます．源氏さんの入院を決めたのは，ご家族の安全をこのままで

は守れないかもしれないと考えたからです．もちろん源氏さんご自身も暴力行為によってご家族が大きな怪我をされた場合，その進路は大きな影響を受けますから間接的には源氏さんのためでもありますが，彼自身が入院によって何らかの形で直接的に「良くなるか」どうかはたぶんに運不運に左右され，予測はできませんでしたからやはり一次的にはご家族のため，突き詰めれば社会防衛のために個人の行動を制限したと言えなくはありません．精神科医は治療者であって警察でも裁判官でもありませんから，治安維持のための機関となることには心情的に大きな抵抗感がやはり残るのは当然でしょう．

第5章

心を覆う・覆いをとる，浅く診察する・深く診察する

心を覆う手だすけをする

　心に傷を負った人を癒す仕事というのが，多分多くの人の精神科医へのイメージの1つではないでしょうか．では心に傷を負うというのはどんなことなのかを改めて考えてみたいと思います．まずはこころではなくて，脳に傷を負う，あるいは脳が不調になる場合をきちんと把握し，医師としての役割があればそれを精神科医は鑑別しなければならないということを第1章を中心として強調してきました．ではとりあえず脳には特に具合の悪いところがなく，第1章で言えば心因が問題となる場合，つまりは，生きるうえでの躓きがあり，家族や職場の人との関係において現在の問題が煮詰まってしまっているか，あるいはそうした人達との子供の時の関係で傷つきそれが今に至るまで尾を引いて問題を引き起こしている，そうした場合，精神科医はどのような対処をするのでしょうか．

　肩透かしかもしれませんが，比較的頻度の高い対処法の1つは，できるだけ問題が今ここで事例化しないようにするという仕方です．事例16（⇒57頁）の熊木久美さんのことを思い起こしていただきたいと思います．熊木さんの本質的な問題は知的能力に限界があることです．しかしこのことを久美さんと徹底して議論し，あなたには能力が欠けているといった直面化を試みて彼女のプライドを傷つけてみても，今，ここでの生活の安定

と改善につながるとは私達には思えませんでした．久美さんは精一杯以上にがんばって仕事をされており，久美さんのほうを変えて環境のほうへこれ以上に歩み寄らせようとするのは難しく，環境を久美さんに歩み寄らせるべくケースワークを行い，久美さんの現在の努力を良いものとして肯定して褒めることで，そのままでは覆いをとられて表に現れてしまう知的障害という本来の問題を事例化させないことこそが，治療的アプローチだと考えたわけです．

　これに対して，事例6（⇒14頁）の環さんについては，環さんが自覚するのを避けたかった「性的関係を持たずに結婚したい」という無意識の行動原理を，覆いをとって表に出すことが治療だと私達は考えました．その結果，少なくとも一時的には環さんは病棟の看護師さん達に理不尽に攻撃的になるという精神症状の悪化をきたしていますし，おしっこが出なくなるなど他の症状も出現したりしています．その他ではたとえば事例10（⇒34頁）の佐知子さんが夫に爆発させた理不尽な行動，事例13（⇒42頁）の和人君のお母さんの私達スタッフへの激しい怒りなども，同じように意識をしてしまうと心の痛む事柄が覆いをとられて表に出ようとする時に，当事者はとりあえずは不安定になり，状況は少なくとも一時的には悪化してしまう危険があるけれども，そこを通過するしか道はないと覚悟を決めた場合に，精神科医は場合によっては臨床心理士の人達とタッグを組んで，「本当にあなたが願っていることは何なのか」についてのアプローチをすることになります．覆われている事柄は，多くの場合それを自覚するとこころが耐え難いほど乱れてしまうのでこころを守るために覆われていますから，この覆いをとることは苦痛を伴うことが当然予想されます．当事者が望まないならば，当然のことながらこうしたアプローチを取ることは正しくないでしょうし，当事者が自分自身と直面するのに耐えるだけのこころの強さを現時点では備えていないのではないかと予想される場合や，自分自身と直面するだけの知的能力に欠けていると考えられる場合なども，基本的には覆いをとるタイプのアプローチはあまり望ましくはないだろうというのがおそらく多くの臨床心理士や精神科医の一般的な姿勢かと思われます[88]．

88）北山修：覆いをとることと・つくること―〈わたし〉の治療報告と「その後」．岩崎学術出版社，2009

第5章 心を覆う・覆いをとる，浅く診察する・深く診察する

● 事例 25

　小西マチさんは 30 代前半の女性です．ご様子からは初診の時から明らかに知的障害がありそうな印象でしたが，とても明るい方で，はきはきと大きな声でお話しをされる方でした．マチさんが，どういう主訴で最初に来院されたかは実を言うと正確には忘れてしまいましたが，介護の仕事をされていて職場への不満をおっしゃっていたように思います．ともかく「それは大変ですね」と傾聴して労をねぎらうだけで，ご本人は食事介助をするのが自分はどんなに上手か，キャリア・アップを考えているなどとひとしきりとりとめもなく話をされると満足されて次の予約もせずに帰られるといった淡い交流が 2〜3 年続いていました．不定期に 2〜4 か月に一度くらい忘れた頃にやって来られて 5〜6 分の間，職場の報告をされるということの繰り返しでした．

　ところがある日突然マチさんは，それまで一度も同席したことのなかったお母さまに連れられて来院されました．マチさんは「上村さんが，上村さんが待ち伏せをしていてうちにやってくる．怖いよ〜，怖いよ〜」とじっと座ってもいらっしゃれない様子で，昨晩は一睡もできず，上村さんが自分を責め続ける声が家の外から聞こえて，何度もうちの外に様子を見に行くといった状況で，お母さまもすっかり疲弊したご様子でした．緊急入院を決めてから，「うちの病棟は鍵がかかっていて上村さんは入れないから大丈夫．見てごらん，上村さんよりも先生のほうが強そうでしょう．心配しないでいいから」と本人に言って，少し本人が落ち着いたところで，病棟に上がってもらいました．病棟でも「上村さんが来た〜」と時々訴えては怖がっていらっしゃいましたが，1 週間ほどで落ち着き，退院されました．お母さんの話では，今の職場で周りの人達からずっとかわいがってもらっていたようなのですが，1〜2 か月前に職場に新しく入った軽い知的障害はあるがマチさんよりも少し能力の高そうな上村さんという方が，マチさんを目の敵にして，マチさんの仕事が遅いことや，上手にできないことをなじるようで，上村さんと働くようになってからみるみる調子が悪くなったように思えるということでした．入院中に測った知能テストではマチさんの知能指数は 50 を少し超えるくらいで，言語性 IQ と動作性 IQ には特に大きな差はありません

でした.

　3か月後と半年後に程度は軽いものの同様の急性精神病状態になり，再度短期間の入院をされたものの，就労支援を通じて，怖い人がいないA型作業所の就労を斡旋し，上村さんが待ち伏せする，うちにやってくるという訴えには，「上村さんが本当にやって来たらすぐに先生のところに連れてきなさい．やっつけてあげるから」と言い聞かせ続けたところ，1年ほどで上村さんの訴えはほとんど聞かれなくなりました．受診は1か月に1度と定期的になったものの，現在は楽しく作業所に通っておられます．急性期にはオランザピン〔9頁の脚注および巻末小精神薬理学参照（⇒157頁）〕の筋注をその都度行い，精神病エピソードが出現してからひと月程度は，ウインタミン[89]という薬を1回4 mgで1日3回投与しましたが，ここ2年くらいは投薬は中止しています．マチさんは，時々，「上村さんを預かっておいてくださいね」と言い残して診察室から退出されます．

　こうした事例は，急性精神病状態で受診する方に少なからず認められ，機械的にDSMを使って診断するとしばしば統合失調症と誤診されますが，そもそもその本質は知的障害を背景にして環境への適応力が限られているために起こる適応障害なので，予防には投薬ではなく，環境整備によるケースワークが主軸になります．そのうえで，知的障害というマチさんの基本的な問題が，表に出て事例化しないように，心の覆いをいかにして構築するかを治療の主眼にしようと私達は考えたわけです．環境整備に加え，マチさんの場合，精神療法としては「上村さんのことは病院に任せておいてくれれば大丈夫」と言い続け，それ以上この問題に深入りさせないように説得を続けた結果，自分で処理しきれない上村さんのことは，最終的には私達に「預けて」自分で考えるのはやめることができるようになりました．

---

[89] 低力価ドーパミン遮断薬．鎮静作用が強い．この事例では投薬量はごく少量のため副作用は出にくい．知的障害があるとベンゾジアゼピン系鎮静薬は脱抑制を起こしやすいため，ここではこの薬剤が選択されている．巻末小精神薬理学参照（⇒158頁）

覆いがとれることが避けられなかった事例

しかし，できるだけ覆いをそのまま機能させ，基本的な問題が表に出て事例化しないように，毎日を平穏無事に過ごせるようにと努めても，覆いをとることが避けられない場合もあります．次にそうした事例を提示してみます．

●事例 26

星華さんは現在 30 代後半の商社勤務の女性です．中学生の時に癌に罹患され，2 か所の転移があったにもかかわらず，何度かの手術と過酷な化学療法を含む 2 年以上の闘病生活を経て，体に大きな傷跡は残りましたが生還されて現在に至っています．日常生活には支障はありませんが，手術の後遺症で右手の動きに明らかに制限があり，障害者雇用で現在の会社に就職していらっしゃいますが，他の方と変わらず深夜までの残業もこなし第一線で営業職をバリバリこなされています．

最初に外来でお会いしたのは星華さんが 28 歳の春のことでした．背筋をピンと伸ばされ，ニコリともされずに着席され，言葉自体は丁寧でしたが，一触即発の緊張感がひしひしと伝わってくる方でした．相談の内容は「近医で出された薬剤にホルモン系の副作用があると書かれている．骨に影響が出るのではないか．もし骨に影響が出るようであれば，そんな薬を出した医師が許せない」という訴えでした．丁寧に色々な可能性をご説明し，初回のこの時は相談を受けた内容だけに対する受け答えに努めました．当院の腫瘍専門の先生がアフターケアをされており，その先生のお勧めでこちらに受診されたのですが，セカンド・オピニオンというご本人のご希望を額面通りに受け取って元のメンタル・クリニックへお帰りいただきました．次に来られたのは数か月経ったその年の夏でした．今度は今のお薬があわないとの訴えでしたが，再度セカンド・オピニオンとして相談にのり，もう一度元の医院へ戻っていただきました．その次に来院されたのは師走です．この時は，当院の腫瘍専門の先生に追加の睡眠薬を出してもらっていること，それが効かないことを訴えられ，足りなくなった分の追加を出すように要求されたため，不

足分だけというお約束で 2 週間の処方をしました．次に来られたのは最初にお会いした時から 1 年目になるあくる年の春でした．

　この時にはミキサーで粉砕した睡眠薬を大きめのタッパーに満杯に入れて入室されるなりドンとテーブルに置かれ，「5 年ほど前に大量服薬しても死ねなかったので，今回はこんな風にしてみた．3 日前にここからたくさん飲んだ」とおっしゃり，前回受付での医療費の請求にミスがあったのではないかと厳しく糾弾され，「結局薬は効かないし，精神科医っていうのは何もできないのか」と抗議されて帰られました．再び 1 か月後に来られた時には，ご両親の逃げ腰の姿勢について激しい怒りを表明され，50 分以上こちらが一言も口を差しはさめない勢いで責め続けられ，ただお聞きし続けるしかありませんでした．さらに会社の医務室にも睡眠薬をもらいに何度も訪れていらっしゃっているようで，このままでは会社でも大きな問題が起こるのは時間の問題だと思われました．もう今の状態では如何ともしがたいと考えてついに覚悟を決め，「何かの役に立つかは分かりませんが，2 週間に 1 度 1 時間くらいお昼休みの時に時間を取りますからお話をしに来られますか」と提案し，ご両親にも定期的にお話しを聞くことも同時に提案したところ，少し面食らったような顔をされましたが承諾されました．次週にお母様を呼び出し，「一生懸命やってはみますが，いつ不測の事態が起こるか分からない」ことをお話しし，定期的にご両親ともお話をすることになりました．

　2 週間後，定期的に面談をすることを決めた後の初めての回に，3 分遅れで私が到着すると，開口一番「ビジネスでは 1 分の遅れでも許されない．そう自分は教育されてきた．もしかしたらあなたが来ないのではないかという不安に苛まれて，午後からの顧客との話ができないほど悪い心理状態となった．この損害の責任をどのようにしてとってくれるのか」と激しい口調で詰め寄られました．私は遅れたのを謝罪したうえで，「ビジネスでも 3 分の遅れで理由を告げて謝罪している相手に，立場にもよると思いますが，これほど怒るのは常識外れではないですか．もちろん今後極力遅れないように努力はしますが，前後の状況もあるのでこれからも遅れることはありうると思う」と答え，そうであれば遅刻の連絡をすべきではないかなどと反論され，こうした押し問答が数十分続きました．2 回目の面談では，「両親がデパートで買ってきたスリッパが滑

第5章 心を覆う・覆いをとる，浅く診察する・深く診察する

りやすく滑ってころんだため肩を強く打ち，手術をして障害が残った肩関節を強打した．もし元に戻らないようなことになっていたら絶対に許さない」と両親を激しく詰ったことが報告されました．別の回では「高校生の時に手術の選択をする時に生き残ったら障害が残るとは聞いてなかった．障害を持って生きていることが割にあわないと思っている．そのまま死ぬという選択肢を当時与えてくれず，自分の頭越しに生き残ることを決めてしまったのだから，自分の人生を両親は全面的に支え続ける義務がある」とも主張されました．星華さんがいらっしゃる間中，フロア全体がピリピリした空気に包まれ，針が落ちる音も聞こえるのではないかと感じられるほどの緊張感が全体に漂っていましたが，お母さんによればご自宅でもずっとそういう状態だということで，このままではいずれご家族には限界がくると思われました．そこで3回目の面談の時に，家から出て一人暮らしを始めることを強くお勧めしました．引っ越しの前には家で大荒れに荒れ，何時間も両親を詰り，引っ越し後初めてとなる面談前にはついに職場で過呼吸を起こして病院へ救急搬送されてしまいます．自分が関心があるのは自分の体，実家の自分の部屋，両親のことだけであること，いらいらが止まらず，自分と利害関係のないところ，電気屋とか携帯ショップでちょっとした相手の対応ミスに激高し徹底的に糾弾したことが面談では語られ，さらに医療関係者にはどんなに怒っても全く気にはならない，自分はそうする権利があるように感じていると語られました．面談を始めて1年経過しても事態はあまり変わらず，面談中，間違って面接室に入ってきた事務員に激高され，「あいつをここに呼べ」と言い募るため，「あなたがあまりにも怖いので，私は正直を言えばここにさっきの事務員の人を呼んで謝ってもらいたい気持ちはすごくあります．しかしそれはあなたから逃げることになるような気がするので，今は呼びたくありません」と結局1時間以上押し問答を続けました．

しかし，2年目くらいから，激しい怒りは次第に目立たなくなります．2年半を過ぎる頃から，「実家に帰ろうとすると気分が沈む．母親とも外で会うほうがずっと気分がいいが，実家での夕食をとると重苦しく一言も喋れない」ということに気づかれます．世界にそこしか本当には人とつながれる場所がないという思いから実家の自分の部屋への執着を捨て

きれない一方で，実家での団らんでは自分だけはいつものけ者にされていた感覚を持っていたことが思い出され，実家に定期的に帰るのはよそうかといった話になりました．この頃から，会社での具体的な仕事の様子などを詳しく話していただけるようになり，そういった普通の実生活の話が主な話題になっていきます．3年目に入ると「自分が突然気分が変わって腹が立って止まらなくなるのが仕事上でも支障がある．これを何とかする方法はないか」と相談され，自分の怒りが会社でも問題を起こしていることを自覚され，認知行動療法の話も話題になりましたが，詳しく説明しながらも結局それは難しいのではという話にもなりました．この頃，星華さんが笑うのを始めて見るようになります．とてもぎこちない笑いで何年も笑ったことがない人が笑ったように見えました．4年目頃には，彼女の存在は外来で目立たなくなります．「両親が死ねば私も死にます」とは言われるものの，死が切迫した感じはなくなり，ただ生きている意味のなさ，毎日のけだるさの訴えは相変わらずでした．9年目になる頃，お仕事のおもしろいお話をその時々にしていただき，「先生を必要とされている人も他にいるでしょうから自分が時間を取るのが申し訳ないので，そろそろこんなに時間をいただかなくても良いかもしれません」との申し出があり，30分くらいに時間を短縮させていただき，用事がある時にはお休みにしていただいています．その間に2回事務員さんの再度の乱入事件がありましたが，今度は苦笑されただけで何事もなく終わりました．

事例化のタイミングと臨床心理士さんとの連携

　ホステスさんがお客の服装や態度から客筋の良し悪しを判断されるのと全く同じというわけではありませんが，目の前の精神科ユーザーに対してどのくらいのことを覚悟しなければならないか，自分のキャパでそれを受けきれるかといったことをベテランの精神科医は問診のかなり早い時期に察知します．星華さんと正面切ってお付き合いする覚悟をするのに，結局，私は1年間逡巡してしまいました．こうしたためらいは買ってきて書棚に置いてある少し難解そうで分厚い本のことを思い浮かべてもらうと良いかもしれません．そうした本に手を出す前に，私達は果たして自分に今この

第5章 心を覆う・覆いをとる，浅く診察する・深く診察する

本を読むだけのキャパがあるのかどうか，この本は本当に自分が今読むのが適切かといったことを，表題や装丁，値段から判断したり，ちょっと中身を見たりしながら，とりあえずは居住まいを正して読み始めずにそのまま書棚に戻してしまうことがあると思います．ベテランの精神科医は来院された方の人生の内容に深くは立ち入らず，精神科ユーザーの言葉で表現された訴えだけにあえて対応を限定し相手の方と本格的には出会わないような診察をすることがあります．その理由は，一度，こころという本を開いてがっつりと読みこんでしまうと，のっぴきならない問題が表面化し，それを今，ここで扱う準備がこちら側にもあちら側にもできていない場合，大混乱の後でお互いが傷つき疲弊し，しかも誰にとっても何もいいことは起こらないということがまま起こりうることを経験によって思い知っているからです．こころという本はがっつりと読み込むと，そのままもはや引き返せない濃密な関係を相手と結んでしまう危険性がありますから，その本がまだ開かれるのに十分には熟してないと感じられる時には，中身を読まずに通り過ぎることを選択することがとりあえずの最善の策ということがあります．また可能な限り自身の問題が事例化しないような方策をすでに精神科ユーザーが取っておられ，今を安定させるためにはむしろ医療が余分な介入はしないほうが良いのではないかと思える事例などもあります．しかし，こうした姿勢が身体科の先生や精神科ユーザーに消化不良と感じられることがあるのはそれはそれで当然でしょう．精神科医は冷たいという時折聞かれる言葉は精神科医のこうした対処法にも一因があるように思えます．

　典型的かつ古典的な生物学的うつ病の場合，抗うつ薬の点滴をするにせよ，電気けいれん療法を選択するにせよ，少なくともその人が人生においてこころ深く何を求めてきたのかといったことへの深入りは必ずしも必要ではありません．同じところをぐるぐる回る堂々巡り思考とか，楽しいと感じていたことが楽しく感じられなくなってしまったなど，個別的な話の内容ではなくて，話の「形式」，つまりは本の例を出せば，表題や装丁，値段や大きさといった，本を分類するための一般的な書誌情報に当たるような特徴を判断材料として，精神科医は投薬を決め，あるいは投薬ではなくて電気ショックを選択するといった介入方法を選択することになります．この場合，ユーザーの人生の内容そのものへの介入は少なくとも必要最小

限になるのが通例です．

　星華さんときちんと出会う覚悟ができるまでに，つまりは彼女の人生の内容に深く関わるべきなのだと覚悟ができるまでに，結局は最初の物理的な出会いから1年かかっていることに注目していただきたいと思います．可能であれば，お互いに消耗戦になり，少なくとも当初はむしろ症状を悪化させる可能性も十分ある人生の内容そのものへの介入をベテランの精神科医であればまずは避けることができないかと考え，心のマッサージのような少し心地よい心の傷を覆う形の診察で何とかやり過ごしているうちにユーザーのレジリアンス（自然治癒力）が働かないだろうかと思うことも多いのではないかと思います．結局星華さんの事例ではそれではとてもおさまりがつかなかったわけですが，たとえばこの最初の出会いの時に，臨床心理士の先生にバトンタッチはできなかったのかと思われる方も多いのではないでしょうか．しかし，星華さんは最初から面談の内容以外のことでも戦闘的な姿勢をみせておられ，しかも何かあれば面談の場面以外でもあらゆる手段を用いて場外乱闘も厭わないという姿勢を明確に示しておられました．こうした場合，臨床心理士の先生にバトンタッチするには，まずその前に，臨床心理士の先生の身の安全を保障する状況を設定しておく必要があります．特に睡眠薬その他をミキサーにかけ大きなタッパーに入れてそれを示威的にドンと机の上に置かれている最初の状況を考えれば，適切な状況設定をすることなしに臨床心理士の先生に紹介することはおそらく生産的ではなく，単なる精神科医の責任回避となってしまう可能性すらあります．精神科医が難題を丸投げしないためには，管理者"Administrator"と治療者"Therapist"を分けるATスプリッティングという精神科医と臨床心理士の先生の役割分担がバトンタッチに際して必要になります．たとえば星華さんの場合，同じ施術者がお母さんの面談もしたのは正式なカウンセリングのやり方としては規則違反ですが（お互いのプライバシーがお互いに対して守れないため），当初は自殺されてしまう危険と常に裏腹であったために，親族と密に連絡を取る必要性が治療者側にもあったという特殊事情があってこの規則違反が選択されました．さらに，強く働きかけて実家から外へ出てもらうという現実的なケースワークを行ったのは心理療法としてはいうまでもなく越権であって，心の中で起こっていることと外で起こっていることの区別が混乱しやすい人では，こうした直接的

な現実への介入は，面談の枠内の，あくまでも心理療法の枠内での出来事と現実の出来事との混乱を引き起こしてしまうおそれがあります．そうなると，本来は精神科ユーザーにとって自分の人生の外に立って局外中立の立場で自分の人生を鏡のように映してくれる役割を果たすはずの治療者が，お母さんやお父さん，兄弟のような自分の人生という物語の生身の登場人物の1人と錯覚されてしまうリスクにもつながります．星華さんは，自分の障害に対して他人が同情をすることを決して許さない心の強さと自分自身を客観視できる頭の良さがあり，それでこそこうしたルール違反の対応が大きな問題を引き起こさなかったのだろうと考えています．星華さんの場合のように，心理療法の施術者と被施術者がお互いの生活の最低限の安全を確保するために，ケースワーク，親族への交渉と説明，身体的安全の確保のいずれが優先されるかをその場その場で状況に応じて判断し，物理的な枠組みそのものを変更する必要があるような場合には，原則的には臨床心理士さんへのバトンタッチの要件は整っていないと判断することになることが多いように思います．

　認知行動療法を行う場合についてはさらにケースワークを同時並行して行うことが越権行為となることが明白になります．認知行動療法に入る前には，少なくとも目標設定が必要であり，さらに日々の個々の問題への直接のアドバイスではなく，問題にアプローチする当事者のこころの癖がテーマになるはずです．ですから認知行動療法の枠内では，そもそも現実の問題に直接介入することは原理的にはできない仕組みになっています．たとえば広場恐怖の人がトイレのない地下鉄に乗れないと言って困っている時に，その人のお父さんに電話をして当分の間自動車で送り迎えしてあげてもらえませんかと頼むのは当然認知行動療法の枠をはみ出す行為となるのは間違いありませんし，不必要な依存を当事者に喚起し時には反治療的ともなりうるでしょう．

寄り添うということと路傍の石のような精神科医の立ち位置

　日々の現実の事柄へのアドバイスを求められた時にどうするのかは精神科医としてはなかなかに難しい課題です．なぜなら，子供の教育であったり，会社の上司との付き合い方であったりは，当事者の病理が問題を起こ

している場合には，こうしたほうがいいとかしないほうがいいとかを精神医学の知見を参照して答えるプロとしてのアドバイスが可能ですが，人生をどう生きればいいかについて精神科医が当事者よりも良く知っているという道理はなく，特に若い人であれば自分よりも経験を積んだ人の人生についてふつうはアドバイスできるような何かを精神医学的な知見とは独立にふんだんに持っているということは考えにくいでしょうし，年齢がいっているとしても世間の狭い精神科医がこの世界をどう生きればいいのかについて精神科ユーザー当事者と比べてより知識・経験が豊富だという保証はどこにもないようにも思えます．そうだとするとこうした時のアドバイスは多くの場合，とてもお金をとって提供する価値のあるプロのアドバイスではないようにも思えます．

しかし，当事者の現状を傾聴して把握し，今の人生の中の肯定できる部分を見つけてそれを賞賛し，今の苦しさを少しでも和らげる何かいい考えがないかを一緒に考え，さらに決められた外来の時間という制約はありますが，会いに来られるのを常に歓迎する姿勢を保ち続けるという単純な繰り返しが，一定の支えを来訪者に提供することはあります．精神科医はこうした場合，生きることそのものがとてもしんどい人達に生きる理由を与えるというような大それたことができるなどと思っているわけでは当然ありません．そうではなくて，ただ死なずに生きていることだけで精一杯で，食べることも寝ることもともかくも存在すること自体が今しんどい人達にできる限り侵襲を加えずに，少しだけ安心できる場を提供するというのがこうした場合のコンセプトでしょう．基本的にはそもそも現時点では現状を整理して問題点を可視化すれば，人生は袋小路になっていて死ぬしかないと思えるような地点で生きている人の問題を今の時点では先鋭化させず，さらに精神科医との関係が深まりすぎれば期待が大きくなりすぎてその先には失望が待っていますから，遠くもなく近くもないころ合いの間合いを保つための訓練が，こうした浅い診察を一定期間続けるためには必要になります．この間合いを取ることができるようになることも，精神科医のプロとしての技術の1つということになるのだろうと思います．

第5章 心を覆う・覆いをとる，浅く診察する・深く診察する

●事例 27

　舞子さんは 30 歳過ぎに当科の外来に初診されました．アルコール依存症の父親がいて中学校から家出を繰り返し，高校には結局行かずに水商売をしているうちに，同棲を始め，家を出ます．最初の男性には覚せい剤依存があり，舞子さんも一時覚せい剤に手を出していましたがそれではいけないとこの男性とは別れ，2 人目の男性と同棲している時に子供が生まれ，当科に来られた時にはお子さんは 2 歳になり 1 人で育てていらっしゃいました．当科に来られた理由は眠剤が欲しいけれど，今通っているクリニックに行くには交通費がかかるが，うちの病院であれば無料バスが出ているからという消去法的な選択でした．

　初診時の印象はすらっとした背の高い美人ではあるのだけれど，顔色が悪く化粧は全くしておられず，着の身着のままという風体で，生活保護で母子 2 人で暮らしていらっしゃる状況でした．大量の SSRI とベンゾジアゼピンが処方されていて，「このままのお薬はうちでは出せません．うちに来られたらお薬の整理をすることになります．一生懸命お役に立とうとは思いますが，お薬の整理以外は今のクリニックの先生と比べてもっと役に立てるとは思いませんが」とお話しすると，抵抗もされず従順に「それでいいです」と承知されました．口数はきわめて少なく自分からはほとんど何も訴えられませんでした．

　初診後 2 週間目に舞子さんは救急外来にリストカットで受診されます．手首が深くえぐられていてしっかり縫合をしないといけない状態でした．初診後 2 か月の間に，結局 10 回救急外来に緊急受診されました．直後の外来で尋ねると，これまでも何年も常習的にリストカットを繰り返していたとのことで，カッターナイフの刃先で血管を探し，血管に刃先が届くと安心するのだとおっしゃっていました．さらにいくら食べても食べなくても満腹感も空腹感もなく，前医では「摂食障害」の診断名で通院をしていたこと，子供が生まれてから，子供のことは可愛く，子供にご飯を食べさせなくてはいけないからその時に自分も一緒に食べるようになって食生活が安定したことなどが問わず語りに語られました．眠剤もいくら飲んでも眠れず，明け方になって日が昇ってきてからようやく眠れるとのことでした．

子供が通っている保育所の保育士さんの話しでは，子供は順調に育ち，虐待やネグレクトの徴候もないということで，1週間に1度受診してもらい，薬を整理していきました．少なくとも週に1回は夜間救急受診が続き，救急からは「どうしてこんな患者を入院させないのか」と怒りの抗議をいただきつつの外来受診が半年続きました．毎度同じことの繰り返しをしなければならない身体科の先生の抗議はもちろんその通りだとは承知しつつ，舞子さんはお子さんを生きることのほぼ唯一の心の支えにしていること，何よりもご本人が入院は全く望まれず，医療保護入院をするためには関係のすこぶる悪いご両親に連絡して同意を得なければならないこと，入院してもらっても投薬など医学的手段による現在の状況の改善の目途はないことなどを身体科の先生には説明し，入院という手段は取らないまま（あるいは取れないまま），（生きるのは）「しんどいね」というだけの5〜6分の短い外来を毎週繰り返すだけの日々が続きました．

　半年くらいして，ある日突然，「切る時に初めて痛いと思って，それから切れなくなりました」と舞子さんは報告され，その日を境にリストカットはなくなります．1年ほどして，「食べている」っていう感覚がちょっと出てきましたと言われてから数か月して，縁があって舞子さんは結婚されます．彼女が結婚すると，それまで音信不通だった父親がお金を貸して欲しいと彼女のところに現れるようになります．「先日，主人のお金は私のお金じゃないからお金は貸せないと断ったんですが，見捨てたことが辛くて，もう一度働いてお金の援助をしたほうがいいかと思って」とおっしゃるので，「あなたがまず大事にしなくてはいけないのはご自分の子供と今のご主人なのでは？　子育てと仕事を両立するのはとても今のあなたには無理だと思う」と伝えました．そうこうしているうちに2人目の子供を舞子さんは妊娠します．病歴をみて婦人科の先生は出産前後のことを心配していらっしゃいましたが，「大丈夫です．心配ありません．何かあればこちらで対応します」と請け合い，同じような外来を毎週続けました．第2子も何事もなく無事生まれ，初診から4年目になった時に，お父さんが亡くなられます．「本当に申し訳ないのだけれど，なんだかほっとしています」とおっしゃって，それから1年ほどして，「自分ひとりでやって行けるような気がしてきました．長いことあ

第5章 心を覆う・覆いをとる，浅く診察する・深く診察する

りがとうございました」と通院は終了しました．最後の1〜2年はいつの間にか投薬はしていない状態になっていました．

　長い間精神科医をしていると時々こうした奇跡のような事例に出会うことがあります．もしもこうした事例を前にしてこの方の人生が楽になったのは自分の手柄と思ったとすればもちろんそれは思い違いも甚だしいことは間違いありませんし，典型的には精神科医は身体科の先生が治療に成功した時のようには上手く行った事例に関してそれを自分の技能の賜物と誇る気持ちにはなれません．精神分析では転移[90]という言葉がありますが，長く面接をしていると，精神科ユーザーは治療者のことを恋人のように思ったり，お父さんあるいはお母さんのように無意識に思ってしまうことがあります．恋人は自分の人生の生きる目的になってしまいますし，お父さんやお母さんはその人に褒められたり認められることで，自分の人生が生きる価値があると肯定されたり否定されたりする，やはり生きることの大きな柱となる役割を期待されることになります．しかし精神科医は少なくとも恋人にはなれませんし，失われた子供の時のお父さんやお母さんの本当の代わりにもなれません．ですから，そういう役割を引き受けてしまうと深い失望がその後に必然的に引き続き，こうした関係性を担うとなるとそれは必ず，結果としては「あなたは本当は何を望んでいるのか」に連なる深い面接に結び付き，どこかの時点で愁嘆場を覚悟することになります．精神科医が年をとって楽になることの一因には，転移するにしてもおじいさんやおばあさんのような存在になる可能性が大きくなってくることもあるのかもしれません．年をとると，基本的には無力ではあるけれど，あなたのことを心配していて，自分の限られた力の範囲で手助けはしたく思っている人という路傍の石というか，路傍のお地蔵さんのようなそうしたポジションに身を置きやすくなるからです．

　レジリアンス[90]（⇒114頁脚注参照）という言葉が近頃流行りですが，自己治癒の力とでも訳しましょうか，いずれにせよ精神科ユーザーが自分で回

---

90) 精神分析用語．幼少時に重要であった人間関係（母親，父親，兄弟姉妹など）が，後の人生における他の人との関係の中で，典型的には無意識に再現されてしまう現象．精神療法において被治療者が治療者に向ける愛情や憎悪はしばしばこうした転移性の感情だと解釈される．治療者が被治療者に向ける感情は逆転移と呼ばれる

復する力を妨げないといったことが意識されている言葉かと思います．星華さんの場合も，舞子さんの場合も，結局は決定的な役割を果たしたのはレジリアンスの力であって，精神科医の役割は突き詰めれば添え木のような役割であるとは思うのですが，星華さんの場合，かなり初期から添え木というよりは彼女の人生のうちに分け入ってがっぷり四つに組むことになってしまったのに対して，舞子さんの場合は最後まで医療が彼女のレジリアンスに害をなさないという極力目に見える介入を行わない面接に結果としてはなりました．

事例13（⇒42頁）の和人君とそのお母さんの例を思い起こしていただきたいと思います．この事例では，「お母さんが和人君にお父さんの代わりを求めていて，和人君がそんなお母さんを大人のように支えようとしてその負担のあまり症状が出ている」「お母さんが和人君が学校に行けなくなっているのを抱えきれないほどに不安になりながら，他方では和人君に学校に行かずずっと自分と一緒にいて欲しいと思っている」といった現在のお母さんのこころの状況の可能性をいつ話題にするのかが問題でした．本来は，お母さんの大変さをねぎらい，お母さんにもう少し余力ができるまでは，極力診察を浅めに保ち，もっと徹底して心の覆いが外れないような方向に舵をきっておいたほうが良かったのではないかという反省はありうるかと思います．

臨床心理士さんの技法の1つの中心は，どの時点でどこまで心の覆いをとる方向へ問診を向けていくかというタイミングをはかることなのだと思うのですが，精神科医の診察でもどの時点ではユーザーの心にできるだけ寄り添って流れていってもいいのか，この時点ではたとえ厳しく対立することになっても対峙する必要があるかの判断は時に必要とされるように思えます．

---

91) 文字どおりには回復力あるいは復元力．その人に内在するもともとの自然治癒力のことをいう．エミー・ウェルナーの1970年代のハワイ島におけるアルコール依存などで深刻な状況にある家庭で育った子供達の研究はその嚆矢．そうした環境でも良い社会適応を遂げる1/3の子供達に注目した

第6章

精神科医の寝技と立ち技

寝技と立ち技

　精神科医は，一方では普通のお医者さんと同じように診断をして処方をし，脳を通して発現する精神症状を制御する技術者としてユーザーにサービスを提供する職業です．この場合，たとえばタクシーの運転手さんと同じで，代価をもらってそれに見合ったサービスを提供することが職能ということになりますから，その関わりは基本的には他のお医者さんと変わりません．タクシーの運転手さんが気に入って友達になることはあるかもしれませんが，それは偶然の産物であって職能そのものに含まれる本質的な特性ではありません．これに対して学校の先生や牧師さんは，初めからユーザーと個人的な関係を結ぶことがその職能を果たすための必要不可欠な一部になっています．ユーザーと一定の個人的な関係を結べないと，学校の先生や牧師さんはその職能を果たすことがおそらくはかなり難しいのではないでしょうか．おもしろいことに，職能そのものがユーザーと個人的な関係を結ぶことが前提とされているこうした職業では，ユーザーと私的に深い関係になる（たとえば性的関係を結ぶ）ことが職業倫理的には一般的に禁止されています．たとえば，タクシーの運転手さんやスターバックスの店員さんがお客さんと個人的に親しい関係になるのは，かつての大阪の戎橋のナンパのように空手で一から関係性を構築する技量と度胸とナ

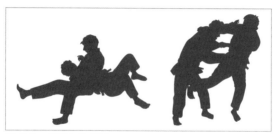
図 6-1　寝技と立ち技

ルシシズムの傷つきへの覚悟が必要でしょうし，ユーザー側は全く自由にその接近を断ることができます．しかし学校の先生や牧師さんの場合，権力者が被権力者に強制力を働かせるというパワハラ的な要因がたとえない場合でも，心を開いても基本的には傷つけられないことを前提として設えられている場において，相手の開かれた心の状態に付け入るというアンフェアな接近を行うことになりかねません．そのために，そうした職能においては基本的にはサービス提供場面以外で深く私的に接近することが望ましくないと考えられているのだろうと思われます．精神科医は，タクシーの運転手さんと同じような技術的職能を果たす部分と学校の先生や牧師さんのような個人的な繋がりを前提として機能せざるをえない部分とがあり，対人的な距離感の違いから，この章では前者を立ち技，後者を寝技と呼んで，そのことについて考えてみたいと思います（図6-1）．

　精神科医の立ち技の典型は，クリニカル・パス[92]が作成できるような定型的な治療法あるいは対処法でしょう．内因性精神疾患全般に加えて，基礎疾患への根治的なアプローチが困難な外因性精神疾患に対しても，最も奏効しやすい処方を一定のエビデンス（⇒コラム 13　エビデンス，118 頁参照）に基づいて行い，併せてケースワークを行うことが精神科医にとってまずは必要最小限の出発点となります．この型に持ち込めば勝てる（症状を改

---

[92] Clinical Pathway の略．1985 年ボストンにおいて医療においても産業と同じような品質管理を行い，効率的に等品質の医療を提供することを目指す発想から生まれた．経過が予測可能な疾病に関して，治療開始から治療終了まで，作業工程をエビデンスに基づいてマップ化し，その工程表に沿って診断治療を進めることで治療者の個人差によるばらつきがなくなり，標準化が行われ，治療期間の短縮も達成されるとの思想に基づく

表 6-1　定型的アプローチ

病態	処方
パニック障害	SSRI（相対的に少量）
強迫性障害	SSRI（相対的に多量）
単極性気分障害	SNRI，NaSSA，SSRI
単極性気分障害（亜昏迷を含む重症型）	ECT
双極Ⅰ型障害	炭酸リチウム
双極Ⅱ型障害	バルプロ酸，ドーパミン遮断薬
統合失調症圏	ドーパミン遮断薬
せん妄	予防にラメルテオン，急性期にドーパミン遮断薬
アルツハイマー病	ケースワーク（＋アセチルコリンエステラーゼ阻害薬）
レビー小体病	ケースワーク（＋アセチルコリンエステラーゼ阻害薬）
制限型摂食障害（ステージ０）	入院による行動療法

善できる）というこうした定型的アプローチの仕方を，できるだけ数多く自家薬籠中のものとすることによって，とりあえず私達は精神科医の主な仕事をこなすことができるようになります．表 6-1 に代表的なそうした病態と治療的介入手段を列挙しました．たとえばうつ病（事例 5，事例 22，事例 23）や産褥期精神病[93]（事例 20）はきちんと診断し，適切な薬物選択を含む定型的な対処法を知っていれば，身体疾患を含めた様々な疾患の中でも最も劇的な改善を見込める病態の 1 つですから，職業人として役に立った手ごたえを治療者は比較的容易に得ることができます．アルツハイマー病やレビー小体病は，基本的には投薬のいかんにかかわらず進行する変性疾患[94]ですが，薬物的介入に加えて，福祉を巻き込んだケースワーク

---

[93] 出産後 6～8 週間の間に出現する精神症状．産褥期女性の 15～35％で発症するマタニティブルーズ，10～15％で発症する産褥期うつ病，0.1～0.2％と稀ではあるが激越な症状を呈する産褥期精神病に大別される

[94] 中枢神経系において特定の細胞群が緩徐に脱落していく疾患群．変性した蛋白質が細胞内外に蓄積することが多い．アルツハイマー病を含め，血管性認知症を除くコラムで取り上げた認知症は全て変性疾患（コラム 4，22 頁参照）

COLUMN 13　エビデンス

　エビデンスという術語は，根拠に基づく医療（evidence-based medicine：EBM）という医学思想の「根拠」の部分に対応する英語をカタカナ読みしたもので，具体的には統計的に正しいことが示されているデータといった文脈で用いられることが多い．この思想は，21世紀になってから精神科でも臨床実践の中に大きく影響を与えるようになった．EBMとは，最新最良の医学知見を明確に言語化できる形で用いる医療を目指すことをモットーに医療の質的向上を目指す運動であるが，そのモデルの1つは大量生産における品質管理であることは意外に知られていない．その代表的な例は2004年にハーバード大学教授のドナルド・バーウィクによって始められた病院での死亡率を減らすこと目指して実行された「10万を救うキャンペーン」で，実際に工場や作業現場で使われる品質管理の手法を医療現場に適用する試みとして企画され，具体的には，臨床結果に基づく最新・最善の医療法の選択，患者のカルテのIT化による統一，病院での薬剤師の役割の拡大による処方ミスの軽減などが行われ，アメリカの3,000以上の病院がこのキャンペーンに参加した結果，統計上の推定では1年半で12万人以上の死亡者の軽減が認められたと主張されており，この実験以降爆発的に全世界で広まった．
　しかし，実際のEBMの実務に目を向けると，まず行われる作業は研究方法に基づくデータのヒエラルキー化であることに注意を払う必要がある．データの中ではランダム化比較試験[1]のメタ解析[2]が最上位に置

---

[1] Aという薬剤の有効性をXという集団において確認しようとする場合，試験（この場合治験という言葉が用いられるが）参加者にくじ引きをしてもらい，Aが当たった人には新薬Aを，Aが当たらなかった人にはAと見た目や味では区別ができないBを飲んでもらい，Aを飲んだ人とBを飲んだ人の治療効果を比べる試験をこう呼ぶ．しばしば薬を飲む人も薬を投薬する人も治験終了時まではある人がAを飲んでいるかBを飲んでいるかが分からないようにしてあり，このような仕方を二重盲検という．Bが全く薬効がない場合をプラセボ対照試験といい，特定の薬剤の薬効を確認する場合にプラセボ対照試験が義務付けられることがあるが，集団Xが深刻な疾患を患う集団である場合，その実施は倫理性の観点から実際には実行できないことも多い

かれ，症例検討が最下位に置かれていることは特記すべきである．これはEBMがもともと工場での生産工程をモデルとして可能な限り事例が均一化されることを前提とした究極の量的研究を目指しているという歴史的な過程を考えれば当然の帰結であるともいえる．したがって，記述的質的研究（症例報告）との関係は，場合によっては拮抗的であり，時には対立的である．EBMのヒエラルキーに従う限りは，症例報告を基盤とする精神病理学や精神分析的な手法の価値を評価することは難しい．

現在，種々の疾患のガイドラインなどではこうしたEBMによるヒエラルキーが絶対的ともいえる基準となりつつあるが，その基盤となるランダム化比較試験は実践的な意味で大きな問題をいくつか孕んでいる．1つにはランダム化比較試験に要する膨大な時間と経費，および一定の被検者数の確保を考えると，「妊婦がバルプロ酸を飲んだ場合に催奇性は上昇するか」といった比較的大きな質問には答えることは可能であるが，「バルプロ酸でしか大発作が完全には抑制できない若年性ミオクロニーてんかんの妊婦に必要最小限のバルプロ酸を投与した場合，発作が出現することの妊娠への影響と催奇性の影響とはバルプロ酸がどのくらいの量でどの時期に投薬されると逆転するか」といった実臨床で実際に問題となる質問には多くの場合答えることができない．さらに製薬企業がお金を投資する新薬に関してはエビデンスが蓄積されるが，古い薬剤にはエビデンスは蓄積されず，経済的バイアスが生ずるのは必須である．また特に精神科領域においては，たとえば評価尺度を通して得られる数値はどんなに工夫しても非均一性の高い順序尺度であって，そこで得られた数値を，間隔尺度や比率尺度で得られた数値と同一視することには問題が残る．さらにうつ病や双極Ⅱ型障害など，均一な群として考えて良いのかどうかを絶えず検証しなければならない病態が精神科領域

---

*2 別々のランダム化比較試験を様々の統計的な手法を用いて統合したものをメタ解析という．治験Aが100人，治験Bが50人，治験Cが150人でそれぞれの治験では，それぞれが統計解析をするのに十分な治験参加者が確保できていないため，薬剤Aと薬剤Bの薬効に差があるかどうかの結論を得ることができないような場合，3つの治験を統合することで解析力が増大し，結論を出すことができる場合がある．メタ解析とはこうした複数のランダム化比較試験の統合のことを言う

COLUMN
13

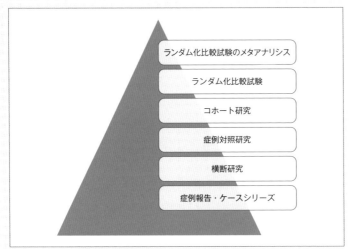

コラム13　EBMによる研究デザインのヒエラルキー

では多数を占めることも，個々の事例を可能な限り均一な要素とみなすEBMの基本理念を留保なしに適用することがためらわれるゆえんである．

　こうした実践的な問題以外に，さらに根本的な問題としては，EBMの考え方は科学哲学から考えた場合，あくまでの1つの物の見方であって，唯一絶対の客観や真理ではないということがある．数字とそれを用いた壮麗な統計的手法に守られることによって，しばしばメタ解析の結果は最終的な真理であるとみなされる傾向があるが，現実的にも理論的にもあくまでもそれは重要であるが暫定的な1つの観点に過ぎないことは留意しておくべきであろう．

［参照文献］
1) Solomon M：Just a paradigm：evidence-based medicine in epistemological context. Euro Jnl Phil Sci 1：451-466, 2011
2) Greenhalgh T：How to read a paper：Getting your bearings（deciding what the paper is about）. BMJ 315（7102）：243-246, 1997

を通して，失われた能力を補うことで毎日の生活の不便を少しでも緩和し，介護する家族の負担を軽くしていくことでやはり精神科医は一定の役割を果たすことができます．いうまでもなく細かな薬剤毎の違いとか，それなりの使い分けに習熟する必要はありますが，きちんと勉強して数年も訓練を受ければ，標準的な診断方法と治療方法を多くの場合は獲得することができます．

　こうした精神科的介入の基本的シェーマは，非常にシンプルかつ明確で，処方をみればどんな病態を治療しているかを容易に逆引きすることができるほどです．そうした場合，精神科医は，身体科の医師と良く似た立ち位置を取ることができ，精神科ユーザーと精神科医の関わりは，それほど特殊なものにはなりません．基本的には多くの精神科医は立ち技を使える状況を好みます．医師にとって自分の専門知識による介入で目の前のユーザーの状態が改善するのを体験できることは何よりの喜びだからです．立ち技を上手くかけられるように習熟することで精神科医は精神科医としてのアイデンティティをとりあえずは確立することができます．

一歩進んだ立ち技

　立ち技をさらに磨いて精神科医としてよりプロらしいプロになろうとする場合，重心は大きく診断の方向へ軸足を向けることになります．標準的な治療法を越えて立ち技的な治療を行おうとすると，多くの場合，繊細で感度の高い診断が必要になるからです．確かにクロザピンといった難治の統合失調症に使う薬剤は，様々な副作用が出るため，一定の処方のこつがあり，一定の症例数の経験が使い方を習熟するのに必要ですし，睡眠障害に対する各種薬剤の使い分けなども当然勉強の必要な様々な知識が存在します．抗うつ薬にしても，抗精神病薬にしても，薬剤相互作用や心臓その他に対する負荷の多寡などの情報も含めればかなりの知識量が要求されることも間違いありません．しかしこうした事柄は精神科医でなくとも可能であり，もし精神科医の専門性がこの点だけに集約されるのであれば，精神科は少なくとも医学的観点からは神経内科，脳神経外科などと同様に神経科学部門の一特殊領域ということになると思います．外因性精神疾患に通暁するのも，精神科医としての専門性を次の段階に高めるのに間違いなく有用だと思われますから，そういった方向へ進むのであれば，神経内科

との境界はさらに曖昧になります．

　精神科に固有の立ち技的専門性は，典型的には中安先生[95]の初期統合失調症[96]の診断や津田均先生[97]の内因性うつ病と神経症性うつ病の鑑別診断の再考などを挙げることができるだろうと思います．初期統合失調症では，統合失調症の幻覚・妄想といった最終産物が現れる以前に問診力によって前駆期の統合失調症に特異的な症状を所見として拾い出し，これを手当てすることで時に顕在発症を予防することができるという大きな意義があり，津田先生の論考を通して軽症でも内因性の枠組みで考えるほうが見通しの付きやすいうつを見分けることができれば，治療的介入の精度はぐっと上がることになります．しかしこうした症状を拾い出す問診が可能となるためには，外科医がオーベン（上級医）[98]について何年も修行するのと同じ修行期間を必要とします．ダヴィンチ[99]ができても人の修練でしかカバーできない部分が外科に残るように，実際には精神科の問診においてもこうした修練を経てしか獲得ができない手技が確固として存在するのですが，こうした立ち技的専門性の技法への関心は精神科においては近年急速に失われつつあります．

●事例28

　香住さんは，24歳の図書館司書の女性です．小さい頃から家族内の人間関係のことであれこれ考え込む傾向があったといいます．初診の3か月ほど前から，胃腸の具合が悪くなり，2か月ほど前からは，急に眩暈や息苦しさが襲ってくるといったことが度々繰り返され，1か月ほど前からは咳が止まらなくなって，内科医院を点々と受診しておられま

95）中安信夫（1949-）．精神科医．精神病理学会前理事長．主著に『初期統合失調症—新版（2017）』『反面教師としてのDSM—精神科臨床診断の方法をめぐって（2015）』など
96）顕在発症する前ではあるが統合失調症に特異的な症状が出現している状態であり，一級症状の基盤を明示的に表出している初期症状．この状態のまま顕在発症しない例も少なからずある
97）津田均（1960-2015）．精神科医．精神病理学者．主著に，『統合失調症探究—構造の中の主体性（2011）』『気分障害は，いま—うつと躁を精神病理学から問い直す（2014）』など
98）上級医のこと
99）手術支援ロボット．1〜2cmの小さな創より内視鏡カメラとロボットアームを挿入し，術者は3Dモニター画面を見ながらロボットアームを操作して手術を行う

したが原因が分からず，パニック障害ではないかと言われ SSRI の投与も受けましたが全く効きませんでした．何とか勤務は続けておられたものの，初診の 3 週間ほど前に友人と温泉に泊まりがけで行って帰宅されてから症状が急激に悪化し，持続的に息が吸えない感覚が出現．理由もなく絶えず不安になり，脳が押さえつけられるような感じがして来て，何か重い病気になったのではないかととても心配されて緊急受診されましたが，身体的な理由ではないだろうということで当科へコンサルトされて来られました．

　初診時には余分なことは喋らない方でしたが緊張した面持ちで，内気そうではあるが，服装や化粧，立ち居振る舞いに特に目立つところはない綺麗な年頃の女性という印象で，対面していて不自然な感じはありませんでした．睡眠や食事は特に問題なく行えていて，人に会うのも嫌というわけではないが少し長く話しをすると疲れてしまうと訴えておられました．自身の病歴もきちんと語ることはでき，思路の障害を思わせる話し振りはありませんが，「書類を整理していてファイルを何気なくいつもと違う場所に置いてその時にはそれでいいと思ったのに，その後急にいつもと違っていて良くないという考えが押し寄せてきてパニックになってしまった」などと，目立たないですが自生思考様の体験の叙述も聴取されました．とはいえ，人に見られている，人に悪口を言われているといった関係念慮・注察念慮などを含めはっきりとした病的体験の存在は否定されました．

　ロールシャッハテストでは，反応数も少なく反応内容も限られていて，柔軟に思考を展開することに困難があることが示唆され，テスターが被検者にそう言われてもそのようには見るのは難しいと感じる「形態水準が悪い」と呼ばれている反応（たとえば図版Xに対して「笑っているモンスターの顔」と答え，その理由として「ひょうきんな顔をしているから」と答えるなどテスターが同じ見方を図版から想像することが困難な反応）が，特に色のついたカードで頻発し，情動的な負荷があると連想の極端な逸脱が起こることが示唆されました．

　薬剤による治療には当初強い抵抗を示され，薬物治療を強いると通院そのものが中断するおそれが予感されたため，本人の強い希望に折れる形で，できるだけ聞き役に徹し受容的に接するように配慮しつつカウン

セリングのみの治療が開始されました．カウンセリングで家庭内や会社での軋轢や葛藤を話すことで，初診後1～2か月目までは，初診時よりは若干落ち着いた様子が見られましたが，眩暈や震え，さらに家族で食卓を囲んでいる時や職場で人と話している時などに強烈な窒息感が襲ってくるといった身体症状は持続しており，他人とできるだけ接触せず引き篭もりたいとも訴えられました．母親は患者本人に過干渉気味で母親の気分の変動に呼応するように本人の気分も激しく変動する傾向が窺われました．初診後3か月目に，母親とのちょっとした口論をきっかけにまた母親に何か言われるのではないかと恐怖感が募り，母親とは全く話すことができなくなりました．自分への態度の変化を敏感に感じた母親が気をつかって前にもまして話しかけてくるため，そのことがさらに息苦しさを増大させ，ついには夢の中で起こったことを現実で起こったことのように思ってしまうといった現実感の混乱も出現するようになりました．このため抗不安薬の処方を行いますが「効かない」とすぐに自己中断．初診後4か月目には何かのきっかけで腹が立つと怒りが抑制できなくなってしまうことなどが訴えられ，ペロスピロン[100]の投薬を開始しますが，やはりすぐに自己中断されてしまいます．初診後5か月目には，友人同士が言い争うテレビ番組を見ていて胸苦しく息ができなくなり，そのままこの世から消えてしまいたくなるといった体験や，野菜や果物など形になっているものが「ここまで大きく育ったのを食べるのがかわいそう」になり，形が壊されていくのを見るのが嫌で食べようとすると疲れてしまうといった体験も訴えられ，さらに高校生の時に友人が自分の悪い噂を流したのを恨みに思っていることが突然思い出され，耐え難い動揺を覚えるということがありました．微熱が続き，折に触れて息苦しくなり死にたくなると訴えられるためスルピリド150 mgの投薬を開始．投薬後2週間目（初診後6か月目）には通院後始めて「調子がいい」という発言がありましたが，同時に乳汁分泌・無月経が出現，初診後7か月目までは投薬を続行しましたがその時点で話しあって投薬を中止しました．しかし中止後2週間目には館長の奥さんに一言言われたことが一日中思い出されて興奮が収まらなくなるといった憤怒発作が

---

[100] ドーパミン遮断薬の1つ．抗幻覚・妄想剤（巻末精神薬理157頁参照）

再燃．その2週間後の初診後8か月目には「話し方が横着だ」という母親の言葉をきっかけに激しい言い争いになり，途中で記憶が途切れ途切れになって，大声で叫びながら自分の首を激しい勢いで絞め，その後，編み棒で手首を深く貫いたため救急搬送されました．このため，オランザピン5 mg，スルピリド100 mgの投薬を開始．投薬当日は立ち上がれず強い眠気が出現しましたが今回は服薬が継続されました．投薬後2週間目には突発的に泣けてしまったり，感情的になることが顕著に減少．初診後9か月目には多彩な身体感覚や持続的にあった不安感は消失し，感情も安定して楽になったと報告されています．すでにその後10年以上フォローしていますが，結婚され子供も生まれ，度々不安にはなるものの無事に暮らしていらっしゃいます．

事例9（⇒29頁）の明菜さんと同じように，香住さんは少なくともDSMによる操作的診断（⇒コラム14 操作的診断，126頁参照）では，統合失調症には当てはまりません．しかし，自身の精神状態が何か手当を必要とする状態であることを強く確信されていることが，自ら単独で受診されたことや，「カウンセリング」に対する強い希望からはくみ取れ，にもかかわらず言葉少なで，尋ねられたこと以外は語られず，治療者への訴え方は緊張感は漂わせながらも他人事のように淡々としていて，何かのちょっとしたきっかけですぐにでも通院中断になりそうな気配がありました．中安先生は，「くすんでいながら，緊張感がある」と初期統合失調症の初診の時の印象を述べておられますが，私達の症例検討会などで良く話題になるのは，パニック障害や身体表現性障害の方の初診の場合と比べると，治療者が受ける印象が「さらっと」していて油断するとこちらには何の要求もされずに静かに失望していつの間にか通院を中止される雰囲気があるという点は明菜さんの事例の紹介の時にも触れました．あまり良くない表現の仕方なのだと思いますが，「転移が起こりにくい」という言い方も症例検討会などでは良く話題になります．逆にいうと治療者側の逆転移も起こりにくく，治療者側の陰性感情を引き起こしにくい人達であることがこの「さらっとした」という表現につながっているようにも思えます．中安先生の初期統合失調症の研究は，こうした症例検討会や先輩医師の「感覚」を言語化可能な表出に変換し，精神科医の立ち技の伝承を「秘伝の継承風」ではなく

COLUMN 14　操作的診断

　操作的診断というのは，いくつかの辞書的な当該疾患の症状ないしは検査所見をピックアップし，その特徴のいくつかがあればその疾患であると診断するという診断方法で，疾患の定義が明瞭な場合には明快で合理的な診断方法であり，さらに診断者による齟齬を最小化するのにも有用である．さらに，当該疾患の研究や症例の集積が進むと，各項目の特異度や感度を考慮に入れて改定を行い，診断精度を更新することができる．レビー小体病などの診断基準の改定はこうした操作的診断の範例といえる．

　他方で，物理的実態としての規定を欠いている内因性精神疾患に関しては，操作的診断の正しさの検証方法がなく，共通の申し合わせ以上の意味を持たせることは困難である．そうであるとすれば，精神科における診断は全くの恣意であるかといえば決してそうではなく，平均的な内科・外科疾患よりも投薬が奏効する率は高く，一定のまとまりを持った典型的な症候群には，高い確率で一定の薬剤が有効性を示すことが知られている．内因性精神疾患の診断治療は，漢方治療の証の考え方にむしろはるかに実体は近い．

　通常私達が犬を犬だと判断できるようになるのは操作的基準（辞書的定義）を通してではなく，犬のプロトタイプを何例か学習し，そのプロトタイプとの比較から犬を犬だと判断するといった過程を経てのことである．たとえば自閉症スペクトラム障害の動物学者，テンプル・グランディンがボルゾイとかプードルとか個々の犬種はすぐに理解できても，犬とは何かがなかなか理解できず，「鼻が湿っている動物が犬だ」ということを見出して初めて犬を弁別できるようになったというのは有名な話だが，こうした操作的定義では，たとえばぬいぐるみの犬は犬とはいえないことになってしまい，犬一般には決してたどり着くことはできない．内因性精神疾患は，研究のためには操作的基準を必要とするが，実臨床における診断に際しては，子供の時に犬がどんなものかを分かるま

でに，犬の自分なりのプロトタイプを一人一人が作っていったのと同様のプロセスを上級医や同僚とともに形成する必要があり，現時点では操作的診断の諸項目を機械的に当てはめて内因性精神疾患を診断すると少なくとも辺縁群においては治療精度は大幅に落ちる危険性が高い．

行えるようにという発想から始められたと聞いています．

　香住さんの症状を中安先生が取り出された初期統合失調症の症状一覧に当てはめてみると，自生思考[101]，自生記憶想起[102]，緊迫困惑気分[103]，体感異常が認められます．非常に印象深い自生体験と一触即発の緊迫困惑気分が香住さんでは前景に出ていたため，気づき亢進[104]はきちんと確認できていませんが，思い起こしてみるとおそらくあったのではないかという気がします．香住さんの診断で難しいところは，訴えのほとんどが表面的にはパニック障害（⇒128頁脚注参照）や身体表現性障害と受け取れてしまう症状で，しかも被注察感[105]や面前他者に対する被害念慮[106]など，いかにも精神病症状を連想させる症状はかなり突っ込んで聞いても欠けていたことです．しかしこれが初期統合失調症だと気づかずにパニック障害や身体表現性障害と同じような対応をしてしまうと，抗議もされずにただ失望して受診をやめられるだけになってしまい，おそらくは自殺や顕在発症に容易につながってしまう可能性もあったのではないかと思える点が難しいところです．香住さんの例で特徴的なのは，友人との泊まりがけの旅行，お母さ

---

101) とりとめのない考えが勝手に次々と自動的に湧き上がってくる状態．フランスの精神科医であるクレランボーの精神自動症 "automatisme mental" と関連が深い
102) 普段は気にも留めない些細な昔の記憶が次々に浮かんでくる状態．精神自動症の一種
103) 何かが差し迫っているようで緊張してしまうが，何故そんな気分になるのか分からなくて戸惑ってしまう緊迫感がきっかけなく生じ，それに対して困惑する状態．記述用語としてはドイツ語の "Ratlosigkeit" に近いが思考障害がそれよりも軽くても用いられる
104) 周囲の出来事に特別の意味があるように敏感に感ずる症状．古典的に妄想気分と呼ばれていた状態には気づき亢進や緊迫困惑気分などが含まれていたと考えられる．聴覚や視覚など様々な感覚領域で気づき亢進がありうる
105) 人にみられているという感覚．電車や喫茶店，待合室など不特定多数の人が集まっているところで感じやすく，強く感じられると外出がおっくうになるなど引きこもりがちになる原因となる．気づき亢進の一種
106) 人に悪口を言われているという漠然とした感覚を言う．念慮という場合，妄想と異なり確信度がかなり低く，思い込みかもしれないと自分でも思っている場合をいう

んの横着だという言葉，館長の奥さんの一言など，ほんのちょっとした他人の言動に激しく心を揺さぶられ，生きるか死ぬかというほどの動揺をきたすほどの緊迫困惑気分がありながら，これが二次的な被害念慮に発展せずに，おそらく素に近い状態に留まっていて，一足飛びに身体化するか，行動化するかしていることです．

　自生思考や気づき亢進を最終的には確認することで，初期統合失調症の診断を行うとしても，中安先生もおっしゃっているように，対面した時の「居住まいを正さざるをえない」という精神科医の側での感覚の自覚と鋭敏化は，まずはそちらに注意喚起が行われるという点で初期統合失調症の診断にはそれでも欠かせないのではないかという気がします．精神科ユーザーを目の前にした時に精神科医の側に引き起こされる感覚への自覚とその鋭敏化は，一定の水準に達した後での精神科医の診察には欠かせない技術だということをやはりこうした偽神経症性統合失調症[107]の例は示しているように思えます．転移・逆転移でも，プレコックス感[108]でも，何でもいいのですが，面前他者と対面した時に自分の気持ちがどのように変化するのかを観察し，それを診断のための一次資料の1つとして活用するというのは，決して単なる「主観」ではなくて，自身のこころの有り様の癖さえよく自覚しておけば（たとえば父親のような振る舞いをする人にはすぐに怒りで反応してしまうとか），打腱器[109]で腱反射[110]をみるのと同じようにぶれの少ない，一段進んだ精神科医のための診察器具となるように思えます．中安先生の研究を通して診断のための道しるべが相当に整備されたとはいえ，初期統合失調症の存在は，一歩進んだ立ち技のためには，こうした診察器具の調達と熟練が必要だということを示しているように思えるのです．

---

[107] パニック障害や身体表現性障害のような訴えが前景に立ち，幻覚妄想などが目立たない統合失調症．初期統合失調症の一型
[108] 統合失調症症状を呈する人を前にして治療者の側に生ずる独特の感覚を言う
[109] 神経学的診察で用いる道具
[110] 膝関節，アキレス腱，肘関節の内側などを打腱器で叩き，筋肉を強制的に伸展させると脳を経由せずに，脊髄のみを経由して当該の筋肉の反射的な収縮が起こる．これを腱反射といい，脳の疾患があると反射は亢進し，末梢神経の障害があると低下する

表 6-2　初期統合失調症の診断面接の留意点

> 2．質問は微に入り細を穿つようにする
> 3．質問に対して肯定の意が伝えられても，改めて患者自身の言葉で体験を具体的に述べるよう求める
> 4．一次的症状と二次的症状（明らかに了解可能な反応，対処行動，防御反応）とを区別する

　次の事例，田代さんは神経内科の先生から紹介をいただいたてんかんの事例です．中安先生は，初期統合失調症の診断面接のための留意点を5つ挙げておられますが，その4つのうちの最初の1つは，自生体験と気づき亢進をまず聞くこと，最後の1つは極期統合失調症のための問診項目なので省くとすると，表6-2に再録しましたように残りの3つは初期統合失調症だけではなくて，器質性の精神疾患一般の一歩進んだ立ち技を磨くためには是非必要な項目だと思われます．これをてんかんの症例で例示したいと思います．

　基本的には通常の体験では生じない現象が器質疾患では起こっていて，それは通常の言葉では言い表せない体験であるがゆえに精神科ユーザーはあれこれ行きつ戻りつしながら苦心惨憺してその現象を表現しようとするのですが，精神科医は多数例での自らの体験や文献例，先輩医師との議論を通してそのおおよその有り様を推察することが段々とできるようになります．多くの場合は，自らの体験に対して十分にそれを表現できる語彙を精神科ユーザーは持っていないというのが基本的な状況です．したがって，中安先生の指針2のように体験を掘り起こさないとユーザー側はなかなか自らは語りたくても語れないことがしばしばあります．しかしこれは過剰な掘り起こし，誘導尋問による誤った症状の過剰な掘り起こしと裏腹ですから指針3のような偽肯定の排除が必要となります．そして二次的症状を多数含む訴えの中から砂浜から砂金を探すように一次的症状を掬い上げるのが指針4です．なかなか汎用性のある指針だと思います．

● 事例 29

　以下は紹介状です．高い診断力とてんかんに対する臨床的知識の豊富さをうかがわせる紹介状で，紹介してくださった先生のてんかん診療のレベルは非常に高いことがうかがわれる紹介状でした．さらに問診も大変詳しく精緻になされています．そうした状況下でも精神科医がいくぶんかの診療のお手伝いをさせていただける可能性があることをこの事例は示しているように思えるので提示したいと思います．

『兼本先生ご侍史
　診断名：PTSD，てんかんの疑い
　いつもお世話になります．貴院貴科受診のご依頼がありましたので紹介致します．
　38歳の主婦の田代さんです．12年前に第1子出産で分娩台に上がったところで意識がなくなり，気づいたら別の病院のベッドの上だったとのことです．「血栓が多発して交換輸血をした」との説明を受けていらっしゃいます．体の後遺症は残らなかったのですが，意識が戻っても幻覚・妄想がしばらく続いてたそうです．生死を彷徨った大変な体験がショックで，その後色々精神症状をひきずっておられます．症状としては不安感・既視感が多く，その他，「自分がもう1人いるような不安感」「自分が自分でないような感覚」「吐きそうな感覚」が頻繁にあり，出現頻度は，月単位とのことです．「パニック障害」という診断名で，地元の心療内科クリニックに通っていて，「てんかん」かもしれないので脳波を検査したほうが良いと言われ，脳波検査とMRI検査を複数回受けておられますが特記すべき所見はなく，継続して心療内科受診されることをお勧めしていったん診察終了となりました
　しかし3年間経過をみて日にち薬を期待したが一向に改善がなかったとのことで2回目の受診となりました．やはり症状は「苦しい感覚」「恐怖感」「不安感」「気張っていないと脱力してしまうような不安感」「突然ウーとうなる」「会話中声が二重に聞こえる」「全身にザーっと鳥肌がたつ」「手先がしびれる」「後頭部が熱くなる」「今経験していることが昨日夢で見たことと同じだという感覚」といったもので，あ

まりに精神症状が多彩で，仮にてんかん病態が潜んでいても，単純部分発作や軽い複雑部分発作はマスクされてしまい，抗てんかん薬治療の有効性すら吟味できないと考えています．

　可能であれば精神症状の軽減を試みていただき，てんかん発作が残るようであればそれに対して抗てんかん薬の処方調節が行えないかと考えております．大変面倒なことをお願いし申し訳ありません．』

　投薬としては，炭酸リチウム[111]とSSRIが処方され，最低限のカルバマゼピン（400 mg）も出されていました．

　まず，この事例での客観的情報は何でしょうか．第一に，12年前に第1子出産後を境に症状が発現したこと（このエピソードは急性症候性発作[112]を含む中枢神経への侵襲によるものであることはほぼ間違いありません）．第二に，MRI・脳波は所見なしと言われていたことです．症状は非常に多くの訴えが聴取されています．

　中安先生のさっきの留意事項からいくと，2については，紹介くださった神経内科の先生の丁寧な問診で必要な事項はほぼ掬い取られていて，結局，この事例での問題は留意事項の3と4で，訴えの中のどれが3の偽肯定にあたるか，また4の脳から直接由来する一次的なもので，どれが脳には直接由来しない二次的な訴えであるかを弁別することが精神科医に期待されている最優先の作業になるのではないかと思われます．実際，紹介者の先生も執拗に訴えられている精神症状のどれがてんかん由来の一次的な訴えで，どれが二次的な不定愁訴なのかを弁別して欲しいと私達に依頼されています．

　そこで私達はまず，訴えられている症状を整理してみました．そうすると，①身体感覚異常：「苦しい感覚」「吐きそうな感覚」「全身にザーっと鳥肌がたつ」「手先がしびれる」「後頭部が熱くなる」，②不安感・恐怖感：「恐怖感」「不安感」「気張っていないと脱力してしまうような不安感」，③既知感（ほとんどは②に伴う）：「既視感」「今経験していることが昨日夢で

---

[111] 躁うつ病の最も標準的な予防薬．効果は高いが時に腎臓に負担をかけることがある
[112] 交通事故による頭部外傷直後や低ナトリウム血症など原因があってその原因に直接由来して起こるてんかん発作をこのように呼ぶ．原因が消失するとほとんど再発しないことが知られており，てんかんの内には含めない

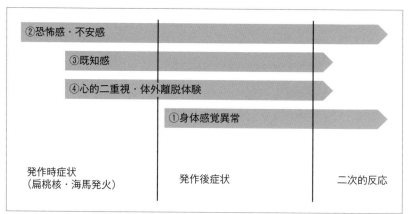

図 6-2 事例 29 の「精神症状」の構造

見たことと同じだという感覚」，④心的二重視：「自分がもう 1 人いるような不安感」「自分が自分でないような感覚」「会話中声が二重に聞こえる」，⑤複雑部分発作の部分症状？：「突然ウーとなる」，⑥その他：「先生も家族も誰も自分の訴えを分かってくれない」の 6 つに訴えを大別することができました．さらに補足的な質問で，「自分を外から眺めている感じ」が付け加えられ，④の一部は体外離脱体験であったことも判明しました．

　こうして訴えを整理しなおして，中安の留意事項 3 の偽肯定に注意を払いもう少し突っ込んで質問すると，訴えはその強度から 2 つに分かれ，最初の数十秒から数分のいてもたってもいられないほどの恐怖感とそれに続く 10 分から長ければ一日中続く身体感覚異常を中心とする訴えは異質のものだということ，そしてその内実をさらに詳細に問診すると前者には異次元の恐怖感と，それに直結する③④の訴えの一部が，後者には②③④の一部および①の訴えが後続することが分かりました．さらに問診を重ねることで，睡眠中に多数の複雑部分発作および散発的なけいれんを伴う大発作も出現していることも聴取できました（⑤）．

　図 6-2 は事例 29 の田代さんの訴えの最終的な整理を行ったものです．②の恐怖感および体外離脱体験は，扁桃核のてんかん性放電の典型的な症状としてよく知られています．④の体外離脱体験も同様に扁桃核のてんかん性放電の症状として良く知られています．③の既視感はその近傍の海馬のてんかん性放電の典型的な症状で，しばしば①の恐怖感に後続します．

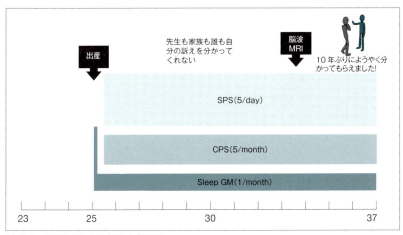

図 6-3 事例 29 の最終的な経過図

つまり強烈な強度の恐怖体験を代表とする②〜④は扁桃核から始まり海馬に広がる局在徴候としてよく理解でき説明できる症状だという1つのシナリオを組み立てることができました．発作後症状については，発作時の体験の数が一定以上になるとてんかん放電なしに二次的に発作間歇期にも症状が残ってしまう場合があり，また，一部ではあまりの症状の多さに心因的に反応してしまっている部分もあるのではないかと解釈しました．

こうして完成したのが図 6-3 です．結論としては，田代さんの精神科的訴えの大部分は，出産子癇に続発した側頭葉てんかんとして説明することが可能な状態ではないかというのが私達の考えとなりました．では，田代さんの場合，なぜ診断は困難を極めたのでしょうか．1つには，紹介元の神経内科の先生が指摘されているように，訴えのほとんどが前兆体験で占められ，意識消失を伴う発作を本人もほとんど訴えられずそれが陰に隠れてしまっていたことを挙げることができると思われます．これはちょうど統合失調症が極期にならないと確実な診断が難しいのと似ています．第二に前兆体験の後に発作後の余韻と思われる症状が長時間持続し，良く尋ねないと発作時と発作後の症状が混然一体となってしまっていたことです．中安の留意事項の3と4がここでは重要で，この点で問診において精神科医の介入が必要であったと考えられます．第三には，ご本人の知的能力が高く，通常の共通語彙では説明しにくい自身の体験をそのまま表現するだ

けの感性と言語力があり，それが訴えの複雑さにつながり，結果としてこうした体験をしたことがない家族を含めた他人に分かりにくくなってしまった（心的二重視の訴えなど）ことも挙げることができるでしょう．この体験の伝えにくさが，「先生も家族も誰も自分の訴えを分かってくれない」という二次的反応の原因となっていたことは今や明らかでしょう．このことは何年にもわたって症状の苦しみとほとんど同程度の苦しみを田代さんに与えていました．そして1つの解釈として，扁桃核[113]起源説をお伝えしたところ，十年ぶりにやっと自分の症状を分かってもらえたと涙を流して喜ばれました．

最後の点についてはさらにディーター・ヤンツ[114]教授の有名な"Es-aura"についての話を紹介しておきたいと思います．てんかん性放電によって誘発される海馬・扁桃核由来の前兆体験は，ヤンツ教授によれば新皮質由来の前兆体験と違って既知の共通言語では表現できないことが多く，そのため自分の体験をきちんと表現しようとする人たちは，"Es[115], es, es"（えーと，それは，それは…）と言い口ごもることが少なからずあると強調されています．ドイツ語でこの"es"というのは非人称主語という機能を果たすこともあり，その場合には気分や天候などを漠然と代表させる機能も持っています．したがって，日本語のニュアンスよりも遥かに自分が自分の体験を言語化できないことに対する困惑を上手く表す表現になっています．

さて後日譚ですが，MRIを海馬・扁桃核にターゲットを絞って取り直したところ，田代さんの脳には右海馬にプロトン強調像で高信号と萎縮が認められました（図6-4）．また新しいタイプのナトリウム遮断薬[116]の追加が奏効し，症状は随分軽快しました．

---

[113] 側頭葉内側，海馬の前部にあり，情動に深く関わる．刺激を加えると既知の慣れ親しんだ対象が未知の恐怖の対象に変化し，通常の生活では体験しないような特異な恐怖感が惹起される
[114] Dieter Janz（1920-2016）てんかん学者．主著に『Die Epilepsien』がある．若年ミオクロニーてんかん発見者．ワイツゼッカーの研究者としても知られる．ベルリン自由大学名誉教授
[115] 英語のitにあたるドイツ語であるが，中動態的，非人称的な状況を表現するときにも汎用される特徴がある
[116] ラコサミドのこと．焦点性てんかんに効果がある．巻末小精神薬理学参照．155頁

第6章 精神科医の寝技と立ち技

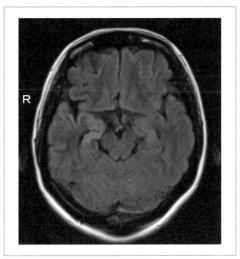

図6-4 当院でのMRI所見

　訴えの掘り起こしと偽肯定の否定とは相反する方向性を持った作業なので，どの程度の強さで押し引きするかには塩梅が必要です．この塩梅を習得するのには一定のこつと修練が必要で，中安先生が挙げておられる留意事項の1と5のように初期統合失調症なら初期統合失調症にだけ有効でそれぞれの疾患について習得しなければならないものもあれば，事項2～4のように疾患に限らずあらゆる精神疾患の診断について応用できる技能もあるように思えます．外科医にとっての手の感触のように，若干の上手い下手はあっても，この技能は修練によって獲得できる技能ですし，逆に修練しなければ獲得できない技能だともいえます．精神科医は訓練しなくてもすぐにでもできるというのはその意味でやはり間違いで，精神科医のように見せかけることは誰にでもできると言い換えるべきなのかもしれません．

寝技のルール

　一歩進んだ精神科医に特有の立ち技は，問診の技能ということになると思われますが，寝技の基本はまず相手との距離感，それから相手の人生にどの程度介入するかということと関連しているように思われます．立ち技は，少し変則的ではあっても，神経内科の先生や脳神経外科の先生（身体

科の先生）のお仕事と本質的な差はないわけですが，寝技は大きく違っています．患者さんの人生の内容に関わることは，神経内科や脳神経外科の先生の本分ではないからです．しかし，相手の人生の内容に関わることは，友人や家族の役割であって，職として営む事柄ではないのではないかという疑問は全くもっともな疑問だと思われます．精神科医として寝技に持ち込まれる，あるいは寝技に持ち込む場合，それは友人や家族として相手の人生に介入したりそれを手助けしたりすることとはどう違うのでしょうか．

　立ち技における精神科医ユーザーと医師の距離感というのは，普通のお医者さんと患者さんの距離感とおおよそ同じです．ですからそこには最低限の礼節があって，この自然な礼節がお互いの立ち位置を自動的に始めから終わりまで縛ることになります．もちろん長年通ってきていただいた場合に距離感は変化し遠い親戚のようになることはあるでしょうし，人生相談を受けるといったことは内科でも外科でも当然あるわけですし，さらには医師患者関係を越えて友人になることももちろんありえます．しかしそれは職としてそうなるわけではなく，あくまでの職能そのものとは独立してそうなるわけです．これに対して精神科医の場合には，すでに触れたように対人的な距離をどうとるかはその職能と不可分に結びついています．

　以下の例は「ハグして欲しい」と名付けたフィクションですが，こうしたことは精神科の外来では職能の1つとして常に問題になるように思われます．

●事例 30

　瞳さんは 25 歳の眉目秀麗な女性です．10〜15 歳の時にご両親と一緒にアメリカに在住した帰国子女で，帰国子女の枠で都内有名大学に入学し，卒業後大手の銀行に就職されましたが，上司との間にトラブルがあり休職中です．仕事以外のことで男性と二人で一緒にいると息苦しくなることを主訴に来院されましたが，初診の問診の際に，アメリカに連れていかれて適応できず苦しんだこと，今度は帰国してからも適応できず同じように苦しんだこと，上の姉は非常に優秀でアメリカの大学を卒業して大手商社で働いており，下の弟は医学部を卒業して現在研修医をしていて自分だけは何の取り柄もないといったことを矢継ぎ早に話さ

れ，帰り際に留学中に性被害にあったことがあったが実は誰にも打ち明けておらず，今初めて言ったと打ちあけ話をされ，面接時間はそれから15分ほど延長しました．何度か面接をしているうちに，「ここで話しができて救われました．私の気持ちを分かってくれたのは先生だけです」ととても感謝され，「明日からの生きる活力をもらうために一度だけハグしてください」と7回目か8回目の面談の時にお願いされました．

　第3章の「枠組み」のところで話題にしましたが，精神科医が体に接触できる限界は，文化的背景にもよると思うのですが（必要に応じて神経学的所見や聴診などを行わなければならない場合や強制治療などに際して拘束を行わなければならないような場合は別として），今の日本では握手までではないかと個人的には考えています．これは，言葉の世界で起こっていることと物の世界で起こっていることを分けて考える考え方に基づくものです．精神科医の面接の世界の中では，疑似恋愛とか疑似親子感覚，疑似姉妹・兄弟感覚が起きやすい傾向があります．そうしたことが起こっても関係を絶やさず，しかし必要以上に接近もせずに待っていると段々と落ち着くべきところに関係は落ち着いていくことが多いのですが，ここで先ほどのハグとか実際に体に接触すると，現実世界と面接の中の世界がコンタミを起こしてしまい，収拾がつかなくなるということが起こる場合があります．少しだけ経験を積むと救世主のように持ち上げられた後でしばしば状況は暗転し，「先生には騙された，結局先生は何もしてくれなかった」といった話になることを標準的精神科医は知っています．ハグしてくださいとまで褒めてもらえるのは光栄なことではあるのですが，ここはあくまでも面接の一里塚でこれから山あり谷ありの寝技的な関係は始まったばかりだともいえます．

　表6-3に身体科の診察から，精神科医の寝技，さらには友人・家族関係を，対人的な距離の遠い順番に並べてみましたが，寝技と立ち技の中間にもう一段階，第5章で詳しく触れた「寄り添う」という姿勢が優位な状況を，精神科医にかなり普遍的な診療の姿勢として思い浮かべることができます．これは，問題をできるだけ「覆う」ことに力点を置いた診療の姿勢で，嘘を言ったり追従したりはしないが，できうる限り面前の精神科ユーザーがどんなことをしんどいと思っているかその気持ちに寄り添い，少し

表6-3 関係性と距離感

	プライベートな場での出会い	対人的距離感	相手への批判・肯定	
身体科の医療	可		中立的	A
精神科（立ち技）	多くは可		中立的	B
精神科（心のマッサージ）	やや困難		肯定的	C
精神科（寝技）	困難		批判・肯定のいずれもあり	D
家族・友人	必須		批判・肯定のいずれもあり	E

でもその不快感が和らぐように安心できる場を提供するという面接姿勢です．日々の細かな問題にコメントし，必要な範囲で具体的なアドバイスなどをすることも大きな柱になります．こうした場合，注意しないとお父さんやお母さんの代わりのようになって依存を助長してしまい，抜き差しならない寝技的な関係に陥ってしまう可能性もありますから，特に相手が十分に当事者能力を持っている人である場合には，関係の深まりが行き過ぎないように絶えず注意を払う必要があります．「寄り添う」場合，相手に実際には触れずに精神的なハグをする必要はありますが，家族や友人とは異なる限界のある存在であることを十分に初診の時点で明らかにしておく必要があります．事例 16（⇒57 頁）の熊木久美さんや事例 25（⇒101 頁）のマチさんを思い起こしていただけると良いかと思います．安心して受診できる場所を提供し，現実的な問題をケースワークを通して手助けする一方で，心因性の発作で来院された場合，身辺の安全に適度に注意を払う以外には発作がおさまるまで関与しない方針を皆で徹底し，できる範囲でできることを提供するという姿勢に可能な限り徹したのが私達の関与の仕方で

した．サイコオンコロジー（精神腫瘍学）[117]と呼ばれる担癌患者さんに精神科医が関わる場合も，同様の姿勢になるのではないかと思われます．介入は淡々と行われ，ユーザーとの距離感は常に一定に保たれるという意味では，表面的にはA，Bの身体科的な通常の診察と似ていますが，主要なやり取りはここでは情報ではなくて情動ということになりますし，何よりも過度の依存に陥らないように，しかし安心できる場を提供できる距離感を保つという意味で，優れて精神科的な診察の一形式ということになろうかと思われます．

　しかし，事例30のようにハグして欲しいという言葉が実際にユーザー側から出てきてしまった場合，いかなる形でこれを断っても，相手のナルシシズムを大きく傷つけ，立ち技的な距離がもはや保てなくなる可能性は大いにあります．そうなると治療者は善意の第三者ではなくなり，精神科ユーザーにとって現実の生活の登場人物となり，愛憎を向けられる対象となります．しかし実際にはこの愛憎は，お母さんやお父さん，姉妹兄弟との間で経験された葛藤の再現であることもあれば，たとえそうではなくてもこの関係を持ちこたえているうちに，精神科ユーザーの中で何かが変わって行き，症状や人生への姿勢が変化することもあります．もちろんそれは年余にわたるプロセスになることが典型的です．

　精神科医側の精神的な負担や長期間・長時間を必要とする物理的な負担の大きさを考えると，精神分析などを専門とする方以外の場合には，一般精神科医にとっては，通常は寝技はやむを得ずそこに引き込まれてしまう状況であって，進んでそこに向かうものではないことが多いように思います．そうやって寝技に持ち込まれる時に精神科医に生ずる典型的な感情の1つは，職業人として今自分はこれを行わなければ致し方がないという義務感であって，これから行うことがもたらす必ずしも診察室内で終わってくれるとは限らない様々のトラブルを予感して多少なりとも心が重くなりながらも気を取り直して眼前のユーザーの主治医になることを決意するといったところではないかという気がします．そうではなくて自ら進んで気負って寝技に突入する場合，何らかの個人的な欲望がそこには介在してい

---

[117] ターミナルケアにおける精神医学的介入を専門とする精神医学の分野

ないかどうかの自己モニターが必要となるかもしれません．救世主願望なども含まれているかもしれませんし，自分の力量を試したいといった気持ちもあるかもしれません．もちろんそれはそれで決して悪いことではないのですが，もし進んで寝技に入ろうと思う時には，自分のモティベーションをできる限り整理して意識化しておくことが必要かもしれません．自分のモティベーションの性質がユーザーとの関係性に大きな影響を与えるポテンシャルが寝技の場合，常にあるからです．

　臨床心理士さんのカウンセリングの仕事は，一般精神科医と違い，そのデフォールトは寝技になります．臨床心理士さんの基本的訓練の１つは，自分がどのような感情でユーザーと向かい合っているかを絶えずモニターし，どうして自分がユーザーにそうした気持ちを惹起させられるのかを通してユーザーの気持ちを推し測るところにあります．寝技では自分自身の相手に対する感情のあり方が治療の主なリソースになりますから，身体科の先生が医療ユーザーに対面する場合とは自ずから異なった経験の蓄積が必要となります．この訓練は臨床心理士さんの場合は，教育分析[118]とかスーパービジョン[119]といった一種の徒弟制度によって制度的に行われていますが，精神分析を専門として選んだ方を除いては精神科医の場合には大学病院などで行われるチームでの入院患者の治療などを通して実地に経験蓄積をすることが一般的です．

心理カウンセリングと認知行動療法

　こうした事情もあって，多くの場合，寝技系の対応が必要となる場合，臨床心理士さんと作業分担をするのが一般的になります．しかし，寝技系の対応を精神科医が自分の仕事ではないと初めから完全に割り切ってしまうと，いくつかの問題がそこからは生じてきます．以下はその１つの例で，寝技に持ち込まれることへの恐怖心から立ち技にどうしてもこだわり，対応そのものが及び腰になってしまった例です．

---

[118] 臨床心理士が自身の心理と向き合うために他の指導的な臨床心理士にカウンセリングを受けること
[119] 経験の浅い臨床心理士が，自身のカウンセリングの内容を指導的な臨床心理士に報告し，コメントを求めること

●事例31

　21歳の伊都子さんは，繰り返し心因性非てんかん性発作を起こして救急外来に運ばれ，神経内科から精神科へ診察依頼が行われました．29歳の研修2年目の医師が伊都子さんの担当となりました．研修を終えて男性医師は近隣の精神科病院に転勤となりましたが，伊都子さんはこの男性医師を慕ってその精神科病院に通院先を変えます．男性医師は枠組み設定として1か月に1度だけ来ても良いという約束を伊都子さんと交わしましたが，伊都子さんは週に2～3回は路上で倒れて病院に運び込まれ，その都度自分が呼び出される事態となり，厳しく叱責したところ，大量服薬や自傷行為も頻発して，境界性パーソナリティ障害＋心因性発作の診断で当科に紹介となりました．

　病歴を取ると高校卒業はされていましたが，成績は中学校から最下位に近く，卒業後はコンビニエンスストアやファーストフード店などでアルバイトをされていましたが，指示されたように動けない，手順がなかなか覚えられないことが理由で数か月単位で解雇されるか自らやめることが続き，高校を卒業して1年半くらいしてから心因性発作が起こるようになっていたことが分かりました．測定した知能検査ではIQに特にばらつきはないものの，全体としては知能指数は72で，通常の形での就労には困難があることが推察されました．週に3回私が外来に出ている時にはいつでも来院して良いこと，倒れたらできる限り当院に受診し回復するまで休んで回復したら帰宅すること（この場合は休息だけで面談はせずに帰宅すること）を伊都子さんとは約束し，付き添いで来られたお母さんには「伊都子さんは一生懸命がんばっておられるけれど他の人よりも仕事を覚えるのに時間がかかり，怒られることも多く，最初から一般の職場で他の人と一緒によーいどんをするとすぐにいっぱいいっぱいになってしまうので，障害者手帳をとって障害者雇用から始めるほうが良いのではないでしょうか」と提案し，A型作業所[120]で働くことに

---

[120] 一般就労がすぐに難しい場合，最低限のスキルを身に付けるための訓練施設と位置付けられている．正式には継続型就労支援作業所．A型は雇用契約が適用されるため，最低賃金（時給700～800円）が保証されているが，B型は雇用契約がないため，月給は3,000円程度になる場合も多い

なりました．最初のうちこそ何度か当院救急外来に運び込まれましたが，半年経ったあたりから緊急受診はめったになくなり，「良くやってるね，すごいね」という励ましだけで，来院も次第に少なくなり，2か月に1度程度の来院で落ち着いていらっしゃいます．

　これは，基本的には事例 16（⇒57頁）の熊木久美さんと同じ経過をたどった例で，軽度知的障害による適応障害に問題の本質があるのを主治医が自分への恋愛転移に目を奪われて対応を誤った事例といえなくもありません．伊都子さんは顔立ちや立ち居振る舞いだけからではすぐには知的障害が背景にあることが分からない事例でしたから，研修医の先生が自分への恋愛転移におそれをなしてしまい，枠組み作りを何とか懸命に行おうとされたのは大変良く理解ができます．しかしこうした事例は「ハグしてください」の事例のように転移と逆転移（精神科ユーザー側の恋愛様感情と治療者のユーザーへの恋愛様感情）を厳しくモニターする必要がある事例とは区別しておく必要があります．また，たとえ「ハグしてください」の事例のように本格的な恋愛転移の事例であったとしても，もし治療を目的としてアプローチするのであれば，自分に一瞬たりとも触れさせないことが（つまり立ち技にどうしても留まる，あるいは通常の身体科医と医療ユーザーの関係の枠組みから一歩も出ないことが）自己目的化しないように注意が必要ではないかと思います．そうではなくて，ルールが決められた空間に関係を限定することで，お互いの現実にあまりに致命的な影響を与えるような事態が起こるのを防ぐ一方で，面接空間の中ではお互いのナルシシズムを傷つけあうのを厭わずに対峙する，つまりはお互いの身の安全を確保したうえで触れ合うためのスタジアムを作るのが，治療のための枠組み作りの本来の趣旨でしょう．しかし実際に自分自身が恋愛適齢期である場合，恋愛転移が現実には自分のキャパとしては受けきれない場合もままあることで，そうした場合には担当医を変えるほうが現実的な場合ももちろんあると思います．

　知的障害による適応障害に現在の不適応のおおもとの原因があった伊都子さんの場合には，そんなややこしい決意は実際には不要で，「ここではあなたは歓迎されている」というサインを疑問の余地なく明瞭に彼女に知らせ，「たくさん時間はとれないけれど自分が外来に出ている時にはいつで

もおいで」という形で枠組みを少し緩めて彼女の依存欲求をある程度満たすだけで，彼女の不安は相当和らぎ，実際にはそれほどに来院はされなくなりました．触れ合うことがある種の愛であるとすると，愛を少しでも処方すると無限の愛を要求されるという恐怖が精神科医の側には確かにあって，そのために絶対に寝技の関係にはなるまいという硬直した姿勢にそうした恐怖はつながるのですが，寝技に持ち込まれるのを絶対的に避けようとすると，それほどの寝技に持ち込まなくても良くて，むしろ治療の主戦場はケースワークである伊都子さんのような事例を見誤るもとになる可能性もあるように思います．こうした場合，第3章で触れましたが，症例検討会は，自分ひとりでケースを抱えるわけではない，これは彼女と自分との個人的な関係ではなく業務としての公の仕事だということを再確認することを通して，精神科主治医の側の不安を和らげる機能を持つのだと思います．

相手との距離感（⇒コラム15, 144頁）ということから考えると，精神分析的精神療法と最近はそれにとって代わるようになってきた認知行動療法の違いをここで触れておく必要があるかと思います．いずれも重要な精神療法の技法であって，それぞれ適応は違いますが，いずれも必要な治療法であるというのが私達の本書での立場です．ここでは第2章の事例13（⇒42頁）に加えて，次の事例32の心因性非てんかん性発作の事例を題材として提示します．

● 事例32

　海道道夫さんは，42歳の会社員の方です．娘さん2人と穏やかでしっかりした奥様のご家族で特に大きな問題なく過ごしていらっしゃいました．10年ほど前に突然朝泣き出して会社に行きたくないと言いだされたことがありましたが，一度だけのエピソードで以降は特に問題なく勤務をしていらっしゃいました．小学校から大学まで一貫して成績は良く，口数は少ないが明るい人柄です．ただ周りの空気が読めないところが少々あると奥様がおっしゃっておいででした．

　当科に受診される4年程前に，初めて会社で意識を失い倒れるという

COLUMN 15 認知行動療法

　認知行動療法（cognitive behavioral therapy：CBT）は，大きく分けて第1・第2・第3世代に分けられている（第1世代とは行動療法）．図に示したように第1世代・第2世代CBTは，現在の被治療者の生きるうえでの困難を生じさせいる認知特性（自動思考）や行動の問題を直接ターゲットにしてそれを訓練を通して解消しようとするものであるのに対して，第3世代CBTは，こうした症状そのものにアプローチするのではなく，症状への被治療者の姿勢の変化を目的とし，さらに症状以外の本来被治療者がしたかった行動に関心の焦点をずらすことで，病的世界からの脱中心化を図るという構図になっている．認知に絞って言えば，第2世代は認知の内容に注意を向けるが，第3世代が注目するのは内容ではなく認知のあり方だという言い方にもなろう．図に「ゴキブリが触れなくて困る」という主訴をモデルとして若干カリカチュア的に第1世

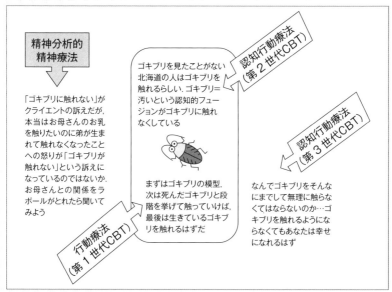

コラム15　認知行動療法と精神分析療法

代，第2世代，第3世代 CBT と精神分析的精神療法の違いを図示した．第1世代，第2世代 CBT が，主訴をそのまま引き受け，被治療者が望むようになんとかゴキブリに実際に触れるように訓練を行おうとするのに対して，第3世代 CBT では，ゴキブリに触れなくてはならないという考えへのこだわりこそが問題であると考え，このこだわりを解消することを試みる．これに対して，精神分析的精神療法の典型的な思考法は極端に言えば，本当に被治療者が困っていることは「ゴキブリに触ることができない」ことではなくて，それは本当の訴えの隠れ蓑であるから，極端に言えば症状そのものはそれほど重視しなくても良いといった方向に向かう．第1・第2世代 CBT は主訴に対する直接のアプローチであるからその効果は極めて明瞭に測定可能である．さらに被治療者の側に必ずしも高い知的資質や情動的な共感性を必要としないので，自閉症スペクトラム障害や知的障害がある場合にも適用可能であり，汎用性は高い．これに対して，精神分析的精神療法の成立には一定以上の知的能力および情動的な共感性の存在が必須であり，それがない場合には実際には CBT 的な支持的精神療法に実質的には移行せざるをえない．

エピソードがあり，会社に出勤する意欲も低下して，不眠も出現するようになります．うつ病と近医で言われて加療を受けますが，そうこうしているうちにいつの間にか症状はなくなり受診もされなくなりました．2年ほど前に子会社に出向となったのですが，8か月前頃から意識消失やめまいを繰り返すようになります．半年前に，てんかん専門医を受診．CT で右シルビウス溝[121]の開大と右側頭部に脳波異常があることから右側頭葉起源の複雑部分発作だと診断されて，以降，頻回に意識消失発作が続くようになり，様々な抗てんかん薬を投与されたにも関わらず，一向に症状は改善せず，ついには会社から意識がなくなる発作がましになるまで出てこないようにと長期休暇を命じられたため，当科受診となりました．

---

121) 側頭葉を前頭葉および頭頂葉と分ける深い溝．これが大きく開いていると側頭葉の萎縮を示していると解釈される

初診時の問診では，発作はここ数か月はきまって朝，会社に行く前に起こっており，前兆なくバタっと倒れ，5分くらいすると呼び掛けにウンウンとうなるような形で応じてくれるようになるが，体は1時間くらいは動かず，しかし，体が動かない間でも記憶はしっかりとしていることなどが報告されました．自動症や見当識障害などは発作中も発作後も全く観察されていませんでした．てんかん波だと指摘された持参脳波は背景の α 波と区別できず脳波の読みすぎの可能性があることが分かり，右のシルビウス溝は確かに若干大きくはあるものの，MRIで確認すると異常所見とまでは言えない左右差でした．そこでてんかん発作の可能性が低いことを伝えたところ，劇的に意識消失発作は以降消失し一度も起こらなくなりました．

　しかし，倒れることはなくなったものの試験出社する度に調子の悪さを訴えて出社はできず，うつ病のお薬なども効果はありませんでした．このため，リワークセンターで就労をシミュレーションした訓練を開始．知能検査を行ったところ総合すると平均よりも高いが，言語性IQが動作性IQに比べて有意に低く，上司の指示を部下に伝達したり，上司の指示が具体性を欠いていたりすると困惑状態に陥る自閉症スペクトラム障害（⇒コラム12参照，94頁）的な認知特性がある可能性が指摘されました．就労場面のシミュレーションを行い，その中で海道さん本人に自身が困惑する個々の場面をリスト化してもらったうえで，その個々の場面において具体的にどのように対処するかをロールプレイ的に訓練するとともに，会社の上司には明確な指示を穏やかな口調で出してもらうようお願いしたところ，受診後11か月目に職場復帰に成功．以降，2～3年に一度思い出したように受診されるものの，大過なく元気に会社に通っていらっしゃいます．

　認知行動療法においては，その準備段階で，病歴を子細に聴取し，どこに問題があるかを焦点化し，特定の技法が使えるようにするためのおぜん立てをするプロセスがまず行われ，このプロセスはケースフォーミュレーションと呼ばれています．典型的なパニック障害などでは目標設定は比較的簡単ですし，また症状の改善がそのまま問題の解決に結び付くことも少なくありません．いずれにしても治療がどんな症状をターゲットにして行

われるのかが基本的には治療開始時には明示されていなければいけません．そうでないと介入による効果判定はできないことになるからです．事例13 (⇒42頁) の和人君の例をもう一度思い起こしていただきたいと思います．事例13では，そもそも症状を出している和人君本人に対する認知行動療法をしても，お母さんの和人君に対する（あるいはその症状に対する）姿勢を変えなければ症状は消失しない可能性が高く，よしんば症状が消失したとしても，症状はむしろ和人君のSOSという意味合いが強いことを考えれば，本来的な問題の解決とはほど遠いことは明らかで，症状だけが消えた場合，本来の問題が放置され結果としてより深刻化して後から事例化する可能性もあります．お母さんの不安に対する認知行動療法は有効性があるようにも思われますが，お母さんは自覚的には息子の症状を誰よりも心配しており，自分自身がその症状を作り出している最も大きな要因かもしれないという可能性に対して治療を開始する前の段階では強く否認されるだろうことは想像に難くありません．そればかりか自身が不安でいっぱいになっていることも否認し，自身の不安は不甲斐なく不誠実な医療関係者のせいで，自分と愛する我が子はその被害者であって，本当のちゃんとした医者に診てもらえば，今の問題は全部解決するに違いないという無意識的な考えを当面の一番の心理的な支えとされている可能性すらあります．認知行動療法を始めるということは，自らの不安が子供の疾病の原因かもしれないという苦い事実を受け入れ，自分達を救ってくれる魔法使いのような医師はいないという事実に直面することになりますから，治療者がお母さんに何らかの当面の精神的支えを提供し，お母さんの不安をお母さんと一緒に支えることができる関係をまず作らなければ，お母さんは支えのない世界に空手で直面せねばならないことになります．他方で治療者との間に精神的な絆が構築され，自身の過剰な不安が子供の症状を作り出しているということが自覚されて，不安をターゲットにした認知行動療法を始めることをお母さんが決意された時点で，すでに精神療法が成すべき治療の大半は終結してしまっており，少なくとも和人君の心因性非てんかん性発作の治療という意味ではそれ以上の認知行動療法は必要とされない可能性もあります．さらに治療を進めるのであれば，お母さんが自身の不安の源泉を自らの幼少期のお父さんやお母さんとの関係に遡っていくことになる可能性もありますが，それは精神分析的精神療法の出番で

あって今ここでの症状を問題にする認知行動療法の守備範囲ではないでしょう．

　事例32は事例13とは対照的です．海道さんも確かに自身が何に困っているのか当初は全く混乱した状態でしたが，①今の症状は身体の障害ではない→②自身の特定の認知特性が現在の困難を引き起こしている→③その認知特性への対処法を訓練する→④周囲の人にも本人の認知特性を理解してもらいそれに応じた対応をしてもらうというロードマップによって，問題の解決に至ったものです．①は海道さんにとっては歓迎すべき情報であり，混乱の解消のための大きな最初の一歩としてほぼ即座に受け入れられ，②も有用で貴重な発見として感謝とともに受容されています．アマチュア・ゴルファーが素振りの姿勢の問題点をコーチに指摘してもらい，そこを矯正してドライバーの方向性が格段に正確になったとしたら，そのゴルファーは間違いなくそのアドバイスに対して感謝し応分のコーチ料金を払うことを厭わないでしょう．海道さんと治療者との関係はそれと似ています．対照的に，和人君のお母さんは①を執拗にまず拒絶し，②を持ち出すためには，まずは治療者との深い信頼関係の構築が優先され，②を和人君のお母さんに持ち出すことができた時点で，③はほとんど必要なしに和人君の症状への姿勢が変化し，和人君の症状は消失する可能性は十分あります．海道さんへのコーチ役に対して海道さんが信頼を置くことはもちろん重要ですが，海道さんが必要としている信頼は，きちんと正しく自分の認知の癖を把握しそれを矯正する技能が治療者にあるかという技能への信頼であるのに対して，和人君のお母さんが治療者に対して必要としている信頼とは，人格的な信頼であり，もっというならば弱毒化され統制された愛であるともいえます．

　表6-4に精神分析的精神療法と認知行動療法の違いを列挙しましたが，第一に，被治療者が治療者に向ける愛の問題をどうするか，あるいは治療者が被治療者に逆転して向ける愛の問題をどう扱うかは，認知行動療法では明示的には取り上げられず，精神分析的精神療法では伝統的に中心的テーマであり続けてきました．これに対して基本的に被治療者の認知（自動思考）あるいは逸脱行動の制御を目的とする認知行動療法にとって治療者と被治療者の間に生ずる関係性は，重要ではありますが辺縁的な問題であり，被治療者の対人コミュニケーションパターンの1つとして時には大

第6章 精神科医の寝技と立ち技

表6-4 精神分析的精神療法と認知行動療法

	精神分析的精神療法	認知行動療法
治療者との愛憎関係への配慮	転移・逆転移の問題として治療の中心的テーマ	治療開始の下準備において処理しておくべき問題
治療目的の設定―ケースフォーミュレーション	何を目指すかということそのものが治療の中心的テーマ	治療目的が明確になってから治療が開始される
幼少時の家族との関係	中心的テーマの1つ	ケースフォーミュレーションの際の参考データの1つ
期間	不定	規定されている
マニュアル化	困難	標準的治療を提供できるようにするためにマニュアル化されている

きく取り扱われる場合もありますが，少なくとも治療者の側が特定の被治療者に向ける対人コミュニケーションパターンの偏りは認知行動療法を開始する前の下ごしらえの段階で基本的には処理されるべき事柄です．つまり，事例13のように愛の問題が事例の核心を成し，そこを明示的なテーマにしたほうが良い場合には精神分析的精神療法が優先される可能性は高いと考えられます．第二に認知行動療法の入り口であるケースフォーミュレーション（認知行動療法の標的を定め，枠組みを提示する）の段階に主要な困難さが存在するような事例においては，治療の枠組みをどのように組み立てるかを被治療者とともに毎回考えることが長期間続く場合が想定されます．ケースフォーミュレーションに治療の相当部分が費やされる場合，あるいは枠組みをどうするかをその都度格闘しなければならないような場合にも，認知行動療法（⇒コラム15，144頁参照）は相対的に適用が難しい印象があります．

　ゴルフのレッスンに行った時に，本当に上手くなることが目的なのであればコーチが結婚しているかどうか，子供がいるかどうかといったことは基本的には生徒にとってどちらでもいいことのはずです．しかし小中学校で自分の担任の先生が結婚しているかどうかとか，子供がいるかどうかには生徒も家族も多くの場合無関心ではないことが多いように思います．認

知行動療法は，基本的には相手の私生活には立ち入らず，ゴルフのレッスンのように行うことを理想とし，場合によっては教則本によってクライアント自身が自分一人で行えるように工夫されています．これに対して，精神分析的精神療法にとって，治療者と被治療者の生きた接触こそが治療の根幹をなしていて，多くの場合治療者の人となりに対する関心を被治療者はいやがうえにも掻き立てられることになります．ですから，精神分析的精神療法は，寝技的精神療法の煮詰まった形の1つと考えることができるかもしれません．

付録

小精神薬理学

　本書で出てきた薬剤を理解していただくために，精神科でよく出される薬剤の必要最小限の説明をここにまとめた．できるだけ簡潔に，あくまでも本書を読むための参考にという趣旨なので，きちんと精神薬理学について勉強をしようという方は成書を参照されたい[122]．

1｜神経細胞の成り立ちとシナプス

　脳は神経細胞およびそれを助けるグリア細胞の集合体であるが，樹状突起で前の神経細胞から情報を受け取り，軸索終末で次の神経細胞へ情報を受け渡すように設計されている（図1）．神経細胞同士はシナプスと呼ばれる隙間で接続されており，シナプスは，シナプス前構造（軸索終末）とシナプス後構造（樹状棘突起）とからなる構造物である（図2）．神経細胞内の情報伝達は電気的に行われ，神経細胞間（＝シナプス）における情報伝達は化学的に行われており，電気的な情報伝達と化学的情報伝達がこのように交互に繰り返されて情報が伝わる仕方は，興奮・分泌結合と名付けられている（図3）．

2｜神経細胞の電気的興奮の仕組み

　人の細胞は，細胞膜にあるナトリウムポンプというポンプを使って3個のナトリウムを細胞外に運び出し代わりに2個のカリウムを汲みこむことで，細胞内がおおよそ75 mVほど負に帯電するように能動的に保たれ

---

[122] 仙波純一，松浦雅人，太田克也（監訳）：ストール精神薬理学エセンシャルズ 第4版—神経科学的基礎と応用．MEDSi，2015

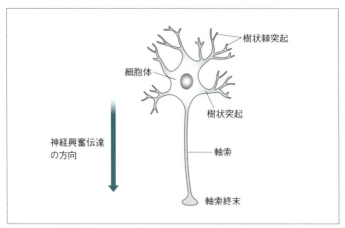

図1　神経細胞

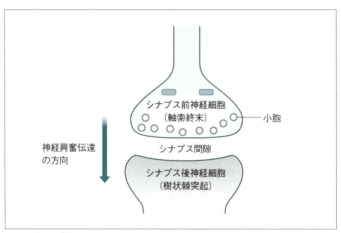

図2　シナプス

ている（図4）．細胞膜にはナトリウムならナトリウム，カルシウムならカルシウムを選択的に透過させるイオンチャンネルと呼ばれる開閉孔が開いていて，この開閉によって神経細胞の興奮は制御されている．もともとナトリウムの細胞内外にはポンプの働きで電位差がある（分極している）ので（図5），開閉孔を開門するだけで細胞外のナトリウムイオンは細胞内に流入し，電位差は低下する．電位差が一定の閾値にまで低下すると神経細

付録　小精神薬理学

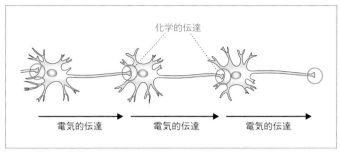

図3　興奮・分泌結合

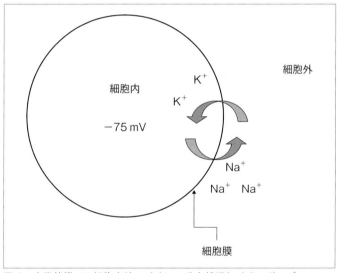

図4　定常状態での細胞内外のイオンの分布状況とイオンポンプ
（兼本浩祐：てんかん学ハンドブック第3版. 医学書院, 2012より）

胞は発火するように設定されている．水に溶かすと帯電する物質を電解質あるいはイオンと呼ぶが，細胞の内と外の電気的な勾配をつくるのに大きく関与しているイオンは，陽イオン（＋イオン）のナトリウム，カルシウム，カリウム，陰イオン（－マイナス）イオンの塩素の4つであり，そのそれぞれに異なったイオンチャンネルが存在する．

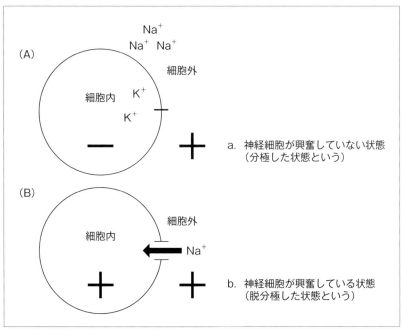

図5 神経細胞のデフォルト状態と興奮状態
(A) ではナトリウムチャンネルは閉じている　(B) ではナトリウムチャンネルが開いている

3 イオンチャンネルと抗てんかん薬

　こうしたイオンチャンネルは細胞の最も原始的かつ基本的な興奮の仕組みと考えることができる．全身の全ての細胞がこうした機構を備えており，さらには生き物は原生生物に至るまでイオンチャンネルを有している．イオンチャンネルは，神経細胞の電気的現象のオン・オフに直接関与する仕組みである．抗てんかん薬は，イオンチャンネルに働きかける薬剤であるので，こうした神経の下部構造に働きかける薬剤だと考えることができる．図6に抗てんかん薬の作用点になる5つのイオンチャンネルを図示してある．イオンチャンネルには，細胞内外の電位差に反応して開閉するもの（電位依存型イオンチャンネル：A～C）と神経伝達物質が結合すると作動するもの（リガンド依存型イオンチャンネル：D, E）の2つの作動の仕方がある．

付録　小精神薬理学

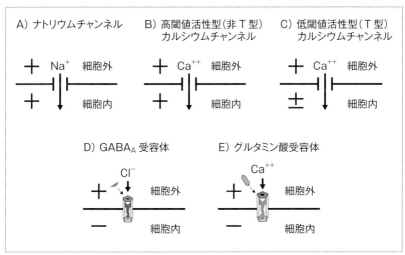

図6　抗てんかん薬と関連する神経細胞の興奮と抑制の仕方

　ナトリウムチャンネルを遮断して薬効を発揮する抗てんかん薬には，フェニトイン，カルバマゼピン，ラモトリギン，ラコサミドがある．ナトリウムチャンネルの遮断は，脳の片側からてんかん発作が始まる焦点性てんかんと呼ばれる種類のてんかんで効果を発揮する．低閾値活性型カルシウムチャンネル遮断作用を示す抗てんかん薬には，エトスクシミド，バルプロ酸，ゾニサミドがある．皮質視床路の過剰放電によって意識が一瞬途切れる欠神発作はこのチャンネルと関係が深い．カルシウムの流入を促進することで神経興奮を促すグルタミン酸受容体の中でAMPA受容体と呼ばれるイオンチャンネルを遮断するペランパネルという薬剤は大脳新皮質の興奮を抑え，強直間代発作を強力に抑制する．GABA受容体は陰イオンの塩素の流入を司ることで神経興奮を抑える作用があるが，この受容体の働きを強化する薬剤としてはフェノバルビタール，ベンゾジアゼピン系薬剤がある．抗てんかん薬には直接関与していないニコチン性アセチルコリン受容体もグルタミン酸受容体と同様カルシウムの流入を司り，神経興奮に関与している．

4 神経伝達物質

　シナプスにおいて電気的情報は化学的情報に変換されるが，これを媒介

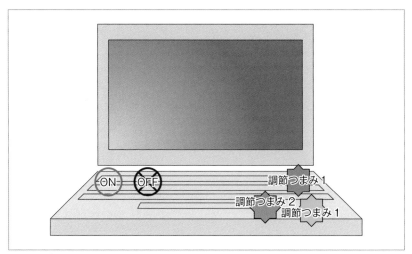

図7　脳をパソコンに準える
(兼本浩祐:心はどこまで脳なのだろうか.医学書院,2011より)

する主要な物質は,先ほど挙げたイオンチャンネルに直接働きかけるグルタミン酸,アセチルコリン,$GABA_A$に加えて,3つのモノアミンと呼ばれる物質,ドーパミン,セロトニン,ノルアドレナリンをあげることができる.神経伝達物質の中でグルタミン酸および$GABA_A$受容体は脳のあらゆる部位に存在し,神経系のより原初的・基礎的な構造を支える神経伝達物質であるのに対して,モノアミンは脳の特定の伝達系に局在しより分化した神経系における価値系を制御すると考えると分かりやすい.パソコンに例えれば,そもそもパソコンの電源を入れたり切ったりするのが,グルタミン酸(オン)・$GABA_A$(オフ)であり,3つのモノアミンはモニターの色調やきめ細かさなどを微調節するつまみに準えることができる(図7).
オン・オフチャンネルの一次的効果は,イオンチャンネルに直接作用するため数ミリ秒単位と非常に速い.これに対して,モノアミンにはオン・オフチャンネルに相当する一次的効果はなく,G蛋白との結合を介して二次的神経伝達物質であるcAMPを産生する酵素を活性化し,このcAMPがリン酸化を促進するプロテインキナーゼを三次神経伝達物質として活性化し,この三次神経伝達物質がようやくイオンチャンネルに作用するためその効果の発現はオン・オフチャンネルと比べると一定の時間がかかること

付録 小精神薬理学

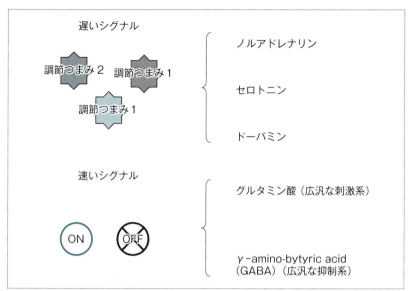

図8 神経伝達物質

になる（図8）．

5 ドーパミン神経系と抗幻覚妄想薬

　幻覚妄想の中でも，特に一級症状（妄想知覚など）は，中脳−辺縁ドーパミン作動神経系の過剰機能によるという仮説に基づき，ドーパミン D_2 受容体を遮断すれば幻覚妄想を制御できるというコンセプトが，抗幻覚妄想薬の骨格である．ドーパミン作動神経は，幻覚妄想の産出に関与していると考えられている側坐核から大脳辺縁系へと向かうルート以外に前頭前野，黒質・線条体，漏斗・脳下垂体の3つのルートが知られており，その遮断はそれぞれアパシー，パーキンソン症状，乳汁分泌・無月経などの原因となる（図9）．抗幻覚妄想薬は，ドーパミン遮断に加えて，ヒスタミン1受容体遮断，ムスカリン性アセチルコリン1受容体遮断，$α_1$ アドレナリン受容体遮断（以下 HMA 遮断）を行う場合があり，それぞれ眠気・体重増加，便秘，かすみ目，口渇，眠気，起立性低血圧といった副作用が加わる．

　抗幻覚妄想薬は，表1にまとめたように，（A）ドーパミン D_2 受容体そ

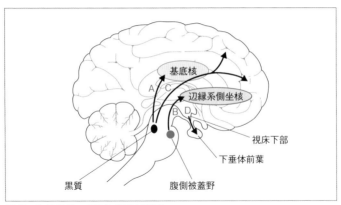

図9 4つのドーパミン作動神経系
A) 黒質線条体経路遮断⇒EPR
B) 中脳皮質経路遮断⇒神経遮断薬誘発性欠陥症候群
C) 中脳辺縁系経路遮断⇒抗幻覚妄想作用
D) 漏斗下垂体経路遮断⇒乳汁漏出症・無月経

表1 ドーパミン遮断薬の5つのクラス

	D_2遮断	$5HT_{2A}$遮断	M_1, $α_1$, H_1遮断	$5HT_{1A}$, $5HT_{2C}$, $5HT_6$, $5HT_7$関与
定型薬（高力価）	遮断	なし	少ない	なし
定型薬（低力価）	遮断	なし	遮断	なし
部分アゴニスト	部分遮断	なし	なし	なし
非定型（非pine系）	遮断	遮断	なし	少ない
非定型（pine系）	遮断	遮断	遮断	あり

れ自体の遮断に基づく副作用，(B) HMA遮断による副作用，(C) それ以外の受容体への関与による付加価値があるかどうかの3点により5つのクラスに整理できる（表1）．

5-1 定型薬

定型薬はHMA遮断効果が少なく用量対効果比が高い高力価群（ハロペリドール）と，相対的に低い低力価群（クロルプロマジン）に分けられる．低力価群は，HMA遮断作用が強いため，鎮静作用が強いが，大脳基底核

付録　小精神薬理学

表2　部分ドーパミンアゴニストの作用機序

	＊	神経伝達	中脳辺縁系の興奮	幻覚妄想	錐体外路症状・乳汁分泌
A	▼	➡	➡		🚶
B1	▼	➡	➡	😰	🚶
B2	▽	→	➡		🚶
B3	▲	→	→		🧍

＊はドーパミンあるいはドーパミン受容体への作動の程度を表す．Aは幻覚妄想状態のない一般的な状態で，通常量のドーパミンが放出されている．Bは中脳辺縁ドーパミン神経系（幻覚妄想ルート）の過敏状態．B1は通常量のドーパミンが放出され，幻覚妄想ルートが過剰に興奮して幻覚妄想状態が出現する様子．B3ではドーパミン遮断薬がドーパミン受容体を占拠して遮断し，幻覚妄想ルートが遮断され，幻覚妄想は消失する．その代わりに黒質線条体ルートまで一緒に遮断し，錐体外路症状が出現する．B2ではわずかにドーパミン作動物質として働く物質を投与することで，神経伝達を完全に遮断せずに敏感になった幻覚妄想ルートを幻覚が出ない程度に刺激し，同時に黒質線条体ルートが十分に働く程度にはこのルートを刺激する

におけるアセチルコリン遮断がドーパミン遮断と拮抗関係するため，低力価群においては一定程度錐体外路症状の出現が抑制される．

5-2 部分アゴニスト（表2）

　中脳辺縁ドーパミン神経系がドーパミン刺激を受けると幻覚妄想状態が生ずる状態において，生体内のドーパミンよりも活性が弱い弱毒化されたドーパミン（部分アゴニストと呼ばれている）を投薬すると，幻覚妄想が生じるほどのドーパミン刺激は抑制されるが，他の3つのドーパミン神経系の機能は保たれる程度のドーパミン刺激は遮断せずに保つことができる場合がある．アリピプラゾールはこうした部分アゴニストの例である．スルピリドも低用量では部分アゴニスト的に作用する場合がある．

5-3 | 非定型抗精神病薬

全ての非定型抗精神病薬の薬理学的な骨格はセロトニン 2A 遮断作用がドーパミン D_2 遮断作用を上回るセロトニン・ドーパミン遮断薬（serotonin-dopamine-antagonist：SDA）である．セロトニン 2A のシナプス後遮断およびセロトニン 1A の自己受容体刺激によって，B，C，D の 3 つのドーパミン神経系におけるドーパミン放出が促され，この 3 ルートのドーパミン遮断による副作用が緩和される（図 10）．非 pine 系非定型抗精神病薬は，この骨格作用に特化し他の受容体を遮断しない傾向のある薬剤である（リスペリドン，パリペリドン，ブロナンセリン，ペロスピロン）．これに対して HMA 遮断による強力な鎮静作用と $5HT_{2A}$ 以外のセロトニン受容体への関与を併せ持つことで付加的な向精神作用を持つ薬剤が pine 系の非定型抗精神病薬である（クロザピン，オランザピン，クエチアピン，アセナピン）（表 3）．

6 | 抗うつ薬

抗てんかん薬はその作用点がイオンチャンネル，抗幻覚妄想薬はその作用点がドーパミン D_2 受容体と明確であるのに対して，抗うつ薬の主要な作用点はセロトニンとノルアドレナリンの代謝や受容体ではあるが，その効果発現機序の説明は複雑であり，ドーパミンも加えて 3 つのモノアミン系神経伝達物質の機能が様々な仕方で関与していると説明されている．

6-1 | 選択的セロトニン再取り込み阻害薬（selective serotonin reuptake inhibitor：SSRI）

シナプス前神経で産生されたセロトニンは，シナプスに放出されると速やかにセロトニン・トランスポーターと呼ばれている機構を通して細胞内に回収され，さらに細胞内では小胞体に回収される．セロトニン・トランスポーターの働きが阻害されると，①樹状突起近辺の細胞外のセロトニン量の増大→②神経末端からのセロトニン放出にブレーキをかける樹状突起のセロトニン 1A 自己受容体の過剰機能を修正→③シナプスにおけるセロトニン量の増加→④セロトニン神経の伝達を活性化するという機序でうつ病を改善するとされている．

付録　小精神薬理学

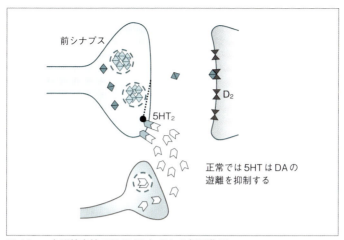

図10a　大脳基底核での5HTとDAの相互作用
5HT：5-hydroxytryptphan＝セロトニン，DA：dopamine，5HT$_2$：前シナプスセロトニン受容体，D$_2$：後シナプスドーパミン受容体

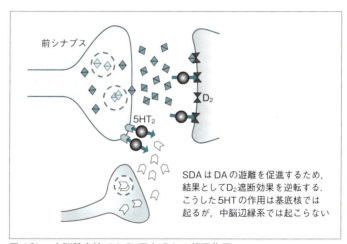

図10b　大脳基底核での5HTとDAの相互作用

　しかしこうした機序で全ての後シナプスセロトニン受容体を刺激するため，性機能障害（セロトニン2A受容体），不安・不眠・食欲不振（セロトニン2C受容体），悪心嘔吐（セロトニン3受容体）などの副作用が伴うことになる．パロキセチン，フルオキセチン，セルトラリン，エスシタロプラムなどがこれにあたる．

161

表3 非定型抗精神病薬の5HT$_{2A}$受容体以外のセロトニン受容体への作用

作用点	作用部位	作用機序	薬効	薬剤
5HT$_{2A}$遮断	ドーパミン神経前シナプス	ドーパミン放出促進	EPS軽減・乳汁分泌抑制	全ての非定型薬
5HT$_{1A}$活性化	セロトニン神経樹状突起	セロトニン放出抑制による5HT$_{2A}$遮断	同上	クロザピン,クエチアピン
5HT$_{2C}$活性化	後シナプス	ドーパミン・ノルアドレナリン放出促進	同上＋体重減少抑制	クロザピン,オランザピン,クエチアピン,アセナピン
5HT$_6$遮断	後シナプス	アセチルコリン放出促進	認知機能の改善	クロザピン,オランザピン,アセナピン
5HT$_7$遮断	後シナプス	セロトニン放出促進	サーカディアンリズムの改善と気分の改善	クロザピン,クエチアピン,アセナピン,リスペリドン,パリペリドン

6-2 選択的セロトニン・ノルアドレナリン再取り込み阻害薬（serotonin and noradrenaline reuptake inhibitor：SNRI）

SNRIは，セロトニンに加えてノルアドレナリン・トランスポーターを阻害することで，ノルアドレナリンのシナプスにおける濃度を上昇させ，ノルアドレナリン作動神経系を賦活するとともに，前頭前野ではノルアドレナリンとともにドーパミンの回収も阻害することで前頭前野のドーパミン神経の活性化も行う．したがって，SNRIでは，6-1の機序でのセロトニン系への働きかけに加えて，ノルアドレナリンが脳全体で増加し，前頭前野においてはドーパミン神経の賦活も起こる．

α_1遮断作用によって時に頻脈，血圧上昇，排尿障害が起こることがある．ミルナシプラン，デュロキセチン，ベンラファキシンなどがこれにあたる．

6-3 ノルアドレナリン作動性・特異的セロトニン作動性抗うつ薬（noradrenergic and specific serotonergic antidepressant：NaSSA）

NaSSA は，a_2 受容体遮断，セロトニン 2A・2C・3 遮断作用を示す．a_2 受容体はノルアドレナリンに対する受容体であるが，神経細胞末端にも樹状突起部分にも存在する自己受容体であり，ノルアドレナリンがこの受容体に結合すると神経末端からのノルアドレナリンの放出を抑制する．したがってその遮断によってノルアドレナリンの放出が促される．さらにセロトニン神経軸索終末においてセロトニンの放出を抑えている a_2 受容体も遮断するため，セロトニンの放出も促進される．セロトニン 2A・2C・3 が遮断されることでそこを占拠するはずであったセロトニンの余剰が，セロトニン 1A に集中することもセロトニン神経の働きを高める．

NaSSA は同時に H_1 受容体も遮断するため，鎮静作用，食欲改善作用がある．ミルタザピンが代表的な薬剤であるが，ミアンセリンも同様の薬剤プロファイルを持つ．

6-4 三環系抗うつ薬（tricyclic Antidepressant：TCA）

TCA は，6-2 の SNRI の機序に加えて，5-1 の定型薬の項目で触れたヒスタミン 1 受容体遮断，ムスカリン性アセチルコリン受容体遮断，a_1 アドレナリン遮断作用があり，作用も副作用も大きい古典的薬剤であるが，最近は重症例以外はあまり使用されなくなった．クロミプラミン，イミプラミン，アミトリプチリン，アモキサピンなどがこれにあたる．TCA にはさらにセロトニン 2A・2C 遮断作用があり，抗うつ作用を増強するとともに，弱いナトリウムチャンネル阻害作用があり，大量服用をすると不整脈やけいれんを引き起こす可能性がある．

7 抗不安薬

抗不安薬においてはベンゾジアゼピン系薬剤が最も汎用されるが慣れが生じ，その効果は一過性である．ベンゾジアゼピンのような即効性の効果はないが，SSRI は不安になりやすい体質そのものを和らげるところがあり，通常はうつ病に用いる量よりも少ない量でこういった効果を発揮でき

る可能性がある．

7-1 ベンゾジアゼピン系薬剤

　$GABA_A$受容体は塩素の出入りを制御するイオンチャンネルであるが，5つのサブユニットから構成されており，このサブユニットには多数の種類がある．3つの種類が不安には関わっているが，①γ_2あるいはγ_3サブユニットとα_1サブユニットの組み合わせは鎮静・睡眠と，②γ_2あるいはγ_3サブユニットとα_2あるいはα_3サブユニットは不安とそれぞれ関わっており，これらはいずれもシナプス後膜にあり，間歇的な作用をするのに対して，③γ_1サブユニット，δユニットにα_4あるいはα_6ユニットが組み合わさるものは細胞外にあって持続的に作用するとされる．ベンゾジアゼピン系薬剤は①②の種類の$GABA_A$受容体に作用し効果を発揮する．基本的には皮質・視床路に影響を与えるため，脳の脆弱性が高い小児・高齢者・知的障害を持つ人達においては，逸脱行為が誘発されることもある．

7-2 SSRI

　抗うつ薬の項目を参照（160頁）．

索引

※ゴシックの頁数は主要説明箇所

欧文

ギリシャ

α_1 アドレナリン遮断　163
α_1 アドレナリン受容体　157

A

A型作業所　141
akinetic mutism　6
anorexia nervosa　4
aphonia　61
ATスプリッティング　108

B

BDI　89
BDI-II　48
binge eating disorder　4
binge/purging type　4
bulimia nervosa　4

C

CBT(cognitive behavioral therapy)　144
coma　6
coma vigil　6
convulsion　59

D

Dämmerzustand　7
DAOA　28
délire d'interpretation　42
delirium　6
DISC1　28
DSM　90, 92

E

EBM(evidence-based medicine)　118
ECT(electroconvulsive therapy)　32

Es-aura　134
état crépusculaire　7
état crépusculaire hystériques　7

F

first order symptoms　26
FLAIR　21
fMRI　16

G・H

$GABA_A$ 受容体　164
HAM-D　89

K・L

Koma　6
locked-in syndrome　6

M

MIBG心筋シンチグラフィー　20
MMSE　20

N

NaSSA(noradrenergic and specific serotonergic antidepressant)　163
non-convulsive status epilepticus　6

P

PET　16
porropsia　53

R

rating scale　50
RAVLT(Rey-Auditory Verbal Learning Test)　21
restrictive type　4

S

SDA(serotonin-dopamine-antagonist)　160
SNRI(serotonin and noradrenaline reuptake

165

inhibitor） 162
SSRI（selective serotonin reuptake inhibitor）
　　　　　　　　　　　　160
stupor　6
sujet supposé savoir　46
Symptome ersten Ranges　26

■T
TCA（tricyclic antidepressant）　163
twilight state　7

■V・W
vegetative state　6
Wahnwahrnehmung　42

和文

■あ
アスペルガー症候群　94
アセナピン　160
アミトリプチリン　163
アモキサピン　163
アリピプラゾール　159
アルコール依存症　77
アルツハイマー病　22
　──へのアプローチ　117
愛の問題　9
愛の病　16

■い
イオンチャンネル　152
　──と抗てんかん薬　154
イミプラミン　163
医療保護入院　78
意識障害　6
意味性認知症　23
一級症状　24, 26

■う・え
うつ病　117

エスシタロプラム　161
エトスクシミド　155
エビデンス　118
遠近視　53

■お
オピストトーヌス　10
オランザピン　160
オルゴール時計症状　22
応急入院　79

■か
カナー型自閉症　94
カルバマゼピン　155
ガイドライン　119
過呼吸発作　15
解釈妄想　42
解離性障害　7, 12
外因性精神疾患　16, 27
覚醒昏睡　6
関係念慮　123
環境依存症候群　23
鑑別類型学　18

■き
器質性精神病　92
偽肯定　26
　──の排除　129
偽神経症性統合失調症　128
疑似親子感覚　137
疑似姉妹・兄弟感覚　137
疑似恋愛　137
急性症候性発作　131
強制治療　5, 74
強制入院　76
強直間代発作　155
強迫性障害　27
　──へのアプローチ　117
教育分析　140
境界性パーソナリティ障害　141
緊迫困惑気分　32, 127

■く

クエチアピン　160
クロザピン　160
クロミプラミン　163
クロルプロマジン　158
グリア細胞　151
グルタミン酸仮説　28
くすぶり型脳炎　23

■け

ケースフォーミュレーション　146, 149
ケルニッヒ徴候　10
けいれん　59
頸部硬直　10
欠神発作　155
血管性認知症　22
──，皮質下　23
幻聴　26

■こ

語義失語　23
広汎性発達障害　94
考想化声　26
考想伝播　26
抗NMDA受容体抗体　28
抗NMDA受容体脳炎　11
抗VGKC抗体　23
抗VGKC抗体陽性脳炎　19
抗VGKC複合体抗体　21
抗うつ薬　121, 160
抗精神病薬　121, 160
抗てんかん薬，イオンチャンネルと　154
抗不安薬　163
後見人制度　74
高機能自閉症　94
興奮・分泌結合　151
昏睡　6
昏迷　6
混合状態，双極Ⅱ型障害の　71

■さ

サイコオンコロジー　139

させられ体験　26
三環系抗うつ薬　163
産褥期精神病　75, 117

■し

シナプス　151
ジョルト・サイン　10
市町村同意　78
思考奪取　26
嗜銀顆粒性認知症　23
自我障害　25
自生記憶想起　127
自生思考　32, 127
自閉症スペクトラム障害　8, 94
自由意思　5
時刻表的生活　22
失外套症候群　23
失声症　61
嫉妬妄想　42
実存的決断　17
主訴　37
受診回数　59
受診時間　59
初期統合失調症　31, 122
──の診断　128
小児期崩壊性障害　94
焦点性てんかん　155
常同的周遊　22
植物状態　6
心因性非てんかん性発作　44, 143
身体表現性障害　32
神経細胞　151
神経症概念の解体　93
神経症性うつ病　122
神経性食欲不振症　2, 4
神経性大食症　4
神経伝達物質　155
進行性核上麻痺　23
進行性非流暢性失語　23
人権の制限　74

■す

スーパービジョン　140

167

ステロイドパルス療法　14, 21
スルピリド　159
睡眠障害　121

■せ

セルトラリン　161
セロトニン　160
セロトニン・ドーパミン遮断薬　160
セロトニン・トランスポーター　160
せん妄　6, 71
　――へのアプローチ　117
制限型摂食障害　63
　――へのアプローチ　117
精神腫瘍学　139
精神遅滞　93
精神分析的精神療法　41
　――と認知行動療法の違い　148
精神保健指定医　76
精神保健福祉法　5, 74, 76
摂食障害　4
選択的セロトニン再取り込み阻害薬　160
選択的セロトニン・ノルアドレナリン再
　取り込み阻害薬　162
全生活史健忘　12
前頭側頭型認知症　22

■そ

ゾニサミド　155
措置入院　80
　――, 緊急　80
訴訟リスク　88
双極Ⅰ型障害　72
　――へのアプローチ　117
双極Ⅱ型障害　72, 92
　――へのアプローチ　117
相馬事件　76
操作的診断　126
側頭葉てんかん　133

■た

多軸診断　93
多重人格　12
多発性硬化症　14

体外離脱体験　132
体感異常　127
退行　12
大脳基底核変性症　23
炭酸リチウム　131

■ち

知的障害　100
知を持っている主体　46
治療契約　57, 59
中脳−辺縁ドーパミン作動神経系　157
注意欠陥・多動性障害　92
注察念慮　123

■て

ディスビンディン　28
デュロキセチン　162
てんかん発作後もうろう状態　4
出口戦略　84
低機能自閉症　94
低ナトリウム血症　21
定型的アプローチ　117
定型薬　158
適応障害　102
転移　113
電気けいれん療法　33, 88

■と

ドーパミン　156
ドーパミンD_2受容体　157
閉じ込め症候群　6
当事者能力　81
統合失調症　121
特定不能の広汎性発達障害　94

■な

内因性うつ病　122
内因性精神疾患　17, 28
　――と操作的診断　126
　――へのアプローチ　116

■に

ニューレグリン　28

認知行動療法　41, 144
　──と精神分析的精神療法の違い　148

の

ノルアドレナリン　160, 162
ノルアドレナリン作動神経系　162
ノルアドレナリン作動性・特異的セロトニン作動性抗うつ薬　163
ノルアドレナリン・トランスポーター　162

脳との距離感　8, 9

は

ハロペリドール　158
ハンチントン舞踏病　23
バビンスキー反射　14
バルプロ酸　21, 155
パターナリズム　5, 82
パニック障害　31, 127
　──へのアプローチ　117
パリペリドン　160
パロキセチン　161
長谷川式簡易知能評価スケール　13

ひ

ヒスタミン1受容体　157
ヒスタミン1受容体遮断　163
ヒステリー性もうろう状態　7
非けいれん性てんかん発作重積状態　6
非定型抗精神病薬　160
　──, pine系　160
　──, 非pine系　160
非定型精神病　24
被影響体験, 思考領域での　26
被影響体験, 身体への　26
被害念慮　127
被注察感　127
評価尺度　50
病的体験　30
広場恐怖　109

ふ

フェニトイン　155

フェノバルビタール　155
フルオキセチン　161
ブルジンスキー徴候　10
ブロナンセリン　160
プレコックス感　128
ぶるぶる発作　21
部分アゴニスト　159
複雑部分発作　47

へ

ベンゾジアゼピン　54, 163, 164
ベンラファキシン　162
ペランパネル　155
ペロスピロン　160
変性疾患　117

ほ

保護室　83
暴力　69
　──の制御　71
発作後精神病　71
本人の意思に拠らない治療　83

み

ミアンセリン　163
ミルタザピン　11, 163
ミルナシプラン　162

む

ムスカリン性アセチルコリン1受容体　157
ムスカリン性アセチルコリン受容体遮断　163
むちゃ食い症　4
無関心・無為　22
無動無言　6

め・も

メタ解析　118
モノアミン　156
もうろう状態　7
妄想性障害　39
妄想知覚　26, 42

物盗られ妄想　42

ら
ラコサミド　155
ラモトリギン　155
ランダム化比較試験　118

り
リストカット　111
リスペリドン　160
力動精神医学　92

れ・ろ
レジリアンス　108, 113
レット症候群　94
レビー小体型認知症　20
レビー小体病　22
　——へのアプローチ　117
ロールシャッハテスト　30, 123

人名
Dieter Janz　134
エイ，アンリ　33
神田橋條治　66
シュナイダー，クルト　17, 26
中安信夫　122
津田均　122
ヤスパース　40
ヤンツ，ディーター　134
ラカン　33